头痛不痛了

吴建勋◎著

U0385946

黑龙江科学技术出版社
HEILONGJIANG SCIENCE AND TECHNOLOGY PRESS

图书在版编目（CIP）数据

头痛不痛了 / 吴建勋著. -- 哈尔滨：黑龙江科学
技术出版社, 2020.7
ISBN 978-7-5719-0296-4

Ⅰ.①头… Ⅱ.①吴… Ⅲ.①头痛－诊疗 Ⅳ.
①R741.041

中国版本图书馆 CIP 数据核字(2019)第 273130 号

头痛不痛了
TOUTONG BU TONG LE
吴建勋著

责任编辑　马远洋
封面设计　佟　玉
出　　版　黑龙江科学技术出版社
地　　址　哈尔滨市南岗区公安街 70-2 号
邮　　编　150007
电　　话　（0451）53642106
传　　真　（0451）53642143
网　　址　www.lkcbs.cn
发　　行　全国新华书店
印　　刷　雅迪云印（天津）科技有限公司
开　　本　710 mm×1000 mm　　1/16
印　　张　7.75
字　　数　120 千字
版　　次　2020 年 7 月第 1 版
印　　次　2020 年 7 月第 1 次印刷
书　　号　ISBN 978-7-5719-0296-4
定　　价　42.00 元

作者简介

　　中医养生专家吴建勋医师，拥有美国加州针灸中医师执照、世界针灸学会联合会（世界卫生组织 NGO 组织）国际针灸医师执照，是中国就业培训技术指导中心康复保健师，二十多年来以其丰富的经验，已出版 44 本中医与养生保健类畅销书，并在台湾师范大学与台北市国际小区文教基金会（AIT）宣扬中医文化，以指导来自世界各地的外国人士针灸、食疗、穴道指压等；在台湾各大电台指导听众养生保健知识；在杂志长期撰写养生专栏；并在台湾各大银行进行多场理财与健康讲座，在台北美国学校进行教师保健讲座，在各个大学进行养生讲座等。

　　最近几年他更受到国外的邀请，到东南亚各大华人城市演讲与义诊，如马来西亚演讲了 35 场、印度尼西亚 2 场、新加坡 2 场，其学识和经验备受肯定。

前言　迅速、有效解决你的头痛

　　头痛，似乎是一个无所不在的问题，许多统计也显示头痛在各式各样疼痛中排名较靠前。

　　我妻子的一个闺蜜只要吃多了猪肉或火锅，肝火及胃火马上就会上炎，"熊熊烈火"之下，额角或前额中央便开始疼痛。

　　我老友的宝贝女儿月事一来，假如不小心喝了冰饮料，或是吃了冰过的东西，就喷嚏连连，接着就会头重鼻塞整晚睡不好觉，隔日常会头痛。

　　一位老同事常值大夜班，只要睡眠不足，隔天头部就会不舒服。另一位同事则喜欢同时看两台电视，一边看股票，一边看其他节目，但看久了就会头痛。

　　我的一个好朋友若是在参加聚餐时喝了混合酒水，譬如高粱酒加啤酒、汽水加威士忌，或是啤酒加葡萄酒，隔天起床时就会剧烈头痛。

　　我的岳母身体发福，素有高血压的毛病，尤其在吃了鸡肉、鸡汤或鸡精后，血压都会升高，脖颈肿胀，她就会觉得后脑部长时间不舒服。

　　我妹妹的一位朋友特别喜欢吃玉米，但若是吃得多了，便会出现胀气的问题，然后会有排便不顺的情况产生，最后还会伴有额角酸胀的感觉，导致头部整天隐隐作痛。

　　根据我的观察，头痛跟气机不顺及情绪起伏密切相关，如中国有史以来最伟大的医书《黄帝内经》中《素问·举痛论篇》第三十九中所写："余知百病生于气也，怒则气上，喜则气缓，悲则气消，恐则气下，寒则气收，灵则气泄，惊则气乱，劳则气耗，思则气结。九气不同，何病之生？岐伯曰：怒则气逆，甚则呕血及飧泄，故气上矣。喜则气和志达，荣卫通利，故气缓矣。悲则心系急，肺布叶举，而上焦不通，荣卫不散，热气在中，故气消矣。恐则精却，却则上焦闭，闭则气还，还则下焦胀，故气不行矣。寒则腠理闭，气不行，故气收矣。灵则腠理开，荣卫通，汗大泄，故气泄。惊则心无所依，神无所归，虑无所定，故气乱矣。劳则喘息汗出，外内皆越，故气耗矣。思则心有所存，神有所归，正气留而不行，故气结矣。"

　　意思是说，黄帝说：我知道许多疾病的发生与气机失调有关。暴怒则气上逆，喜悦则气舒缓，悲哀则气消散，恐惧则气下陷，遇寒则气收敛，受热则气外泄，受惊则气紊乱，过劳则气耗损，思虑则气郁结。气的九种不同变化，会引起什么疾病呢？岐伯说：大怒导致气机上逆，严重的可以引起呕血及飧泄，所以说怒则气上。喜悦则气和顺而志畅达，营卫之气通利，所以说喜则气缓。悲哀过度则心系急迫，肺脏扩张而肺叶上举，导致上焦不得宣通，营卫之气不得散布，热郁于胸中而气耗，所以说悲则气消。恐惧则使精气下陷，精陷不能上行遂致上焦郁闭不通，上焦郁闭则气还归于下，气郁于下则引下焦胀满，所以说恐则气下。寒凉能使腠理闭塞，营卫之气不能宣达而收敛于内，所以说寒则气收。温热使腠理开泄，营卫通畅，汗液大量外泄，气随汗泄，所以说灵则气泄。受惊则心悸汗出，喘则气从内散越，汗出则气从外散越，内外之气皆泄越，所以说劳则气耗。思虑喘则气从内散越，汗出则气从外散越，内外之气皆泄越，所以说劳则气耗。思虑太过则心事留存而不忘怀，精神过分集中，使正气留结而不行，所以说思则气结。

　　总而言之，每一种气机不通顺都会造成身体的不适，自然而然会影响头部。

　　头是身心灵的主宰，头部掌管了身体大大小小的事务，一旦头被痛绑住了，任谁都轻松不起来。当就医后没有明显改善时，大家就会病急乱投医，西药、中药、民间偏方不断地试，贵重食材如人参、冬虫夏草、鹿茸等乱吃，几乎什么招都拿来用，可是最后的效果却有限得很，甚至让头痛程度更严重、发作更频繁，令人疲于奔命。

　　我们到底应该怎么做才是对症下药呢？您可以在本书中找到最方便且最有用的方法。

自序

治疗头痛的方式，每个人有自己的一套。

我的一个好朋友，年近不惑却依然美丽动人。她头痛时常依赖咖啡来缓解疼痛，虽然可以短时间治标，但长期下来却由疼痛变成了晕眩，严重的时候躺着也头晕，坐卧难安，哪里都不敢去，生怕开车开到一半头痛突然发作，那可是要人命的。

她去找过神经科、内科的医生，但似乎起不了什么作用。甚至有一个医生告诉她这是更年期的问题，劝她服用激素治疗，于是她吃了一阵子药，结果停了很久的月经又来报到，但头痛晕眩的症状却仍然存在，被打乱了节奏的生活反而让她更困扰。

后来，我介绍她去找附近的中医师针灸，每星期三次，每次留针十五分钟以上，并要求她遵医嘱严格筛选治疗期间所吃的食物。针灸了十几次后，她头痛与晕眩的症状都缓解了很多，但还是在工作较累时反复，唯一值得欣慰的事是病情基本得到了控制，并且症状一直在减轻。于是我建议她同时科学地服用浓缩中药，这样可以让她的健康情况有更大的改善。最近她告诉我，她现在几乎吃素，因为肉类会加重头痛的症状。长期吃素让她整个人轻松了很多，甚至再闻到肉味她会感到恶心。恢复健康的她最近终于可以出国旅行了。

头痛的原因很复杂，可能需要各式各样的专业帮助，本书不深入探讨头痛的原因所在，尽量从实际减轻头痛的实务来着墨，提供多种自然、方便和安全的方法，希望大家能多一些选择，更快地解决头痛问题。

目 录

什么原因引起头痛 1
以头痛位置来分的中医简易疗法 6
全方位不再头痛 14

中医疗法篇

20 个最有效的头痛穴位疗法 17
十二井穴按压法 27
耳尖耳垂放血法 30
指甲角放血法 31
脐疗法 32
拔罐法 33
20 个最佳治疗头痛的中药处方 35
6 种中药饮料 53

方便食疗篇

头痛忌吃什么 58
菜市场、超市、夜市食疗妙方 60

可在便利商店买到的食疗妙方 ……………………80

简单运动篇

站桩 ………………………………………84

9 种软运动 ……………………………………89

按摩篇

智慧线按压法 ………………………………98

小棒槌轻敲法 ………………………………99

五方位按压法 ………………………………100

眼眶按压法 …………………………………101

耳轮摩擦法 …………………………………102

三角按摩法 …………………………………103

手脚拇指按摩法 …………………………………105

其他篇

静坐 ………………………………………106

梳头 ………………………………………108

搽凉油 ……………………………………109

滴入白萝卜汁 ………………………………110

使用蔓荆子枕头 ……………………………111

什么原因引起头痛

从症状特征，判断头痛类型

头痛的症状因人而异，想有效治疗头痛，就必须了解头痛的不同属性。头痛问题经过耐心治疗，大多可以改善，如头痛且伴有肩颈僵硬者，可配合穴位按摩，吃中药慢慢调治，这样能让头痛发作频率降低、疼痛程度减轻。

西医看法

头痛的原因涉及范围很广，有急性的如脑出血（颅内出血）、脑栓塞、脑瘤等，这些情况会引发头部突然的剧烈的疼痛，短期内无法找出特定发作的部位，多伴有恶心、脑压升高，且疼痛感不会减弱；有因为持续发热引起的脑炎，这种情况多会伴有头部剧烈的抽痛感、恶心，甚至导致意识模糊的情况出现；流行性感冒引起的高热不退也会导致头痛不堪……这些都是危险的头痛。

头痛也可能是慢性的问题导致的间歇性疼痛。这就会出现头有时痛，有时不痛的情况。如偏头痛，多为脑血管扩张所引起的血管性头痛；或后脑部及颈部肌肉紧缩的肌肉紧缩性头痛，这种疼痛通常是因为肩膀疼痛引起的；或因颈椎变形，或因牙齿咬合不良，或因鼻病（鼻蓄脓、鼻窦炎、鼻塞等）引起的；有因为长期胃胀气不消引发的；有因为便秘造成的；有服食药物引起的；有月经来时触发的；有晚睡熬夜造成的；还有因胆固醇、高血压过高引起的头部缺氧性疼痛，等等。

过度疲劳、压力过大、抑郁症（头痛、失眠、倦怠、食欲不振、全身不适）；温度突然变化较大，如从温暖的地区移动至寒冷地方，血管突然收缩；或服用某类食物或药物（如血管扩张剂或降压剂等），以及得感冒或一些原因不明的病症都会引起头痛。

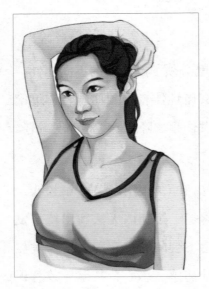

头痛的可分为：偏头痛、紧张性头痛、丛集性头痛和慢性发作性单侧头痛，其他各式非属解剖学结构病变头痛，与头部外伤有关的头痛，与血管性疾患有关的头痛，与非血管性颅内疾患有关的头痛，与物质（药物、食物或其他化学物质）服用或戒断有关的头痛，与非头部感染有关的头痛，与代谢性疾患有关的头痛，与头颅、颈、眼、耳、鼻、鼻窦、牙、口及其他面部头部疾患有关的头痛或颜面痛，颅神经痛、神经干痛及感觉截断后疼痛，无法分类的头痛等 13 项

简单来说，最常见的有以下几种：

偏头痛： 间歇性发生在一侧或两侧太阳穴附近，疼痛剧烈，常同时有恶心、呕吐、对光线及声音敏感等反应。有这种症状的女性患者约为男性患者的 3 倍。

紧张性头痛： 闷闷的、紧紧的或压迫的疼痛，疼痛常出现在前额、后脑、后颈部及头顶等区域，且常两侧一起痛，可能会有恶心感，不会造成呕吐、畏光及怕吵，是成人最常见的头痛类型。

　　丛集性头痛：头痛来临时往往无征兆，但都在固定时间发作，在一年当中某几个月，一天中某一时段发生，像时钟一样准确。几乎都在单侧的眼窝后面或上方或一侧太阳穴，疼痛欲裂，发作时常在一刻钟到一个半小时，可能几天发作一次，也可能一天发作好几次。患者坐立难安，常会走来走去，严重时甚至呕吐流泪、呻吟不止、几近昏厥。

　　慢性每日头痛：在一个月中，半个月以上都会头痛，且每次发作时长超过四个小时。这种疼痛常因为患者吃太多种药物或每次剂量太大所引起。

　　头部外伤的头痛：整日钝钝的涨痛，可能会持续数星期至数月，且伴随记忆问题、睡不着、注意力无法集中、焦虑等现象。这种外伤性头痛人群也被称为创伤后症候群。

　　良性头痛：运动时用力不当、咳嗽或在排便时引起的腹压升高和脑压升高所导致。

　　宿醉头痛：喝太多酒所引起的头痛。

　　低血糖头痛：太久没吃东西，身体无力和发抖时的头痛。

　　缺氧头痛：高山反应、飞机爬升时引发的头痛。

　　高血压头痛：整个头都痛，尤其在早晨起来时发作得最厉害，甚至有时半夜也会痛醒。如若出现手指麻木、舌头僵硬或偏在一边的情况，或有身体半边麻木、无力现象出现，则是中风前兆，要特别小心。

　　蛛网膜下腔出血的头痛：头痛严重，颈部僵硬，多是由于动脉瘤破裂出血导致的。这种头痛的发作后果是非常严重的，常伴随血管壁破裂、脑组织破坏等情况，这种瞬间爆发的头痛像爆炸一般，会引起意识模糊或昏迷。这种头痛是非常危险的。

　　鼻窦炎引起的头痛：这种头痛发作前后会出现流浓鼻涕、鼻塞的情况，有些时候眼睛附近也会有压迫感或过敏的痛痒，多为前额、眼眶及脸颊疼痛。

妇女特有的头痛：月经来时、停经时、怀孕时、坐月子时的头痛，都属于女性激素诱发的相关头痛，以偏头痛居多。

眼睛异常引起的头痛：眼睛疲劳酸涩，眼睛本身的病变或老化所引起的头痛，眼后及眼眶周围有疼痛或压迫感。

中医看法

我们身体的左半部与右半部的系统不太一样，左侧主管血的运行，右侧主管气的运行，倘若左边的血不足，就要补血；如果右边的气不够，就要补气；假使左边的血太多，就要以"泻"的方法疏导；同样地，右边的气太过，也一样要"泻"；因为中医方法的治即是"虚则补之，实则泻之"。疏导与平衡是最安全、最有效的方法。因此，左侧头痛的人，一定是"血"的问题，但要看是需要补或泻；而右侧头痛的人，则是气的问题，仍然是要看是虚证还是实证，是需要补还是泻。假设整个头都痛，那就是气和血都受到了影响。这是一种整体观的治疗，例如左侧头痛者，我们用莲藕茶来活血化瘀；如有右侧头虚痛患者，我们则用人参茶补气，不用一直吃药，往往如此调理一下病就会好了。但是现代医学却较难以科学方法对此进行论证。

假设真要清楚划分，中医一般将引起头痛症状的重要因素简单地分为两类，一类被称为外感头痛，另一类被称为内伤头痛。而内伤头痛又分两种，一种是肝阳上亢引起的头痛，另一种则是因为气血两虚导致的。

外感头痛

此类头痛多由风邪侵袭身体上部经络所引起，无法往外疏散，使得气血营卫不和，经络循行受阻，久而久之形成瘀阻，因而会在气候变化或感染风寒时引发头痛。

其症状为头痛时作时停，遇风则发作，其疼痛颇为剧烈，且会引起颈部和背部疼痛，好像锥刺一般。还会有固定的痛点，且其脉多弦，舌苔薄白。

内伤头痛

● 肝阳上亢

身体素来阳气过盛，又经暴怒伤肝或肝气受到压抑郁闷，整体循环受到压制后反而化为火气，导致肝阳上亢，造成头痛。

其症状为头痛兼目眩，尤其头部两侧痛得厉害，容易烦躁生气、脸红、嘴巴觉得苦苦的，其脉多弦数，舌质红、舌苔黄。

● 气血两虚

先天体质不佳或久病体弱、过于操劳或暴饮暴食，都可引起气血两虚，气虚则清气无法上升，血虚则脑失所养而头痛。

其症状为头痛绵绵不绝且头晕目眩，神情疲乏，脸色苍白，体弱无力，喜暖畏冷，会因为操劳过度而加剧，其脉多细弱，舌质淡、舌苔薄白。

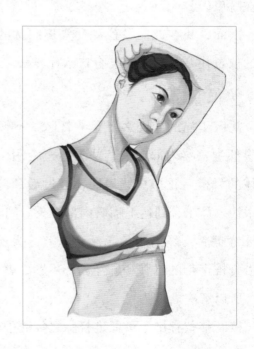

以头痛位置来分的中医简易疗法

可能引起头痛的原因有千百种，例如感冒、暑热、湿重、过于干燥、寒冷、压力过大、长期紧张、脑压过高或过低、晚睡、频繁生气、饮食不调、内脏不适、药物不良反应、药性相冲、经常吃油炸或烧烤食品，以及其他不明原因等。总之诸多头痛连许多高明医生也束手无策，常找不出问题到底出在哪里。

因而，我在此向各位深受头疼困扰的读者提供一个治疗方案，即从头痛的位置找一些简便的复合式治疗方法。

头顶痛疗法

此区头痛的起因多半是"督脉"不畅通或肝经不顺。因为督脉起始于下腹部生殖器内部中央，往下通至会阴（肛门与生殖器之间），然后沿着身体的脊椎后正中央线里层，经过后颈部中线、后头部中线、头顶心、前额中线、鼻子，到达上嘴唇内部中央。同时，肝经亦由胁肋，沿喉咙后面，上环绕嘴唇，经内眼角、额头，上达头顶，与督脉会于巅顶。换句话说，当沿脊椎运行的督脉和肝经循环不顺，就可能造成巅顶疼痛。

所以解决之道为：

按摩整条脊椎，可促进督脉之气的推动，改善头顶心的循环。

按压第 11 肋骨的尾端，因为此处是肝经要穴章门穴的位置，可促进肝经的气血推动。

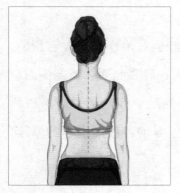

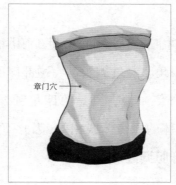

章门穴

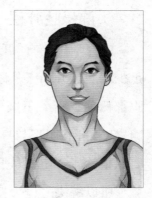

食疗可吃龟苓膏，龟善通任脉（开始于下腹部生殖器内部中央，往下走到肛门与生殖器之间的会阴，然后沿着身体的前正中央线里层，到达下嘴唇内部中央），而任、督二气天生相连，打通任脉，即可疏导督脉，自然而然就不再头顶痛了。

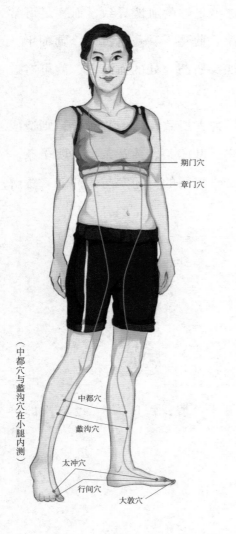

期门穴

章门穴

（中都穴与蠡沟穴在小腿内测）

中都穴

蠡沟穴

太冲穴

行间穴

大敦穴

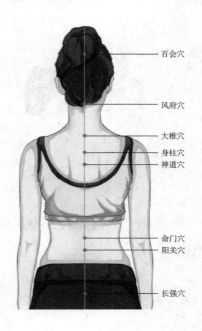

百会穴

风府穴

大椎穴

身柱穴

神道穴

命门穴

阳关穴

长强穴

头部晕眩疗法

中医学理论有"肝主眩"之说。同理，足少阳胆经也对治疗头痛大有帮助。足少阳胆经开始于外眼角，经过侧头部、颈部侧面、肩膀侧面、胸部侧面、腹部侧面，沿着下肢外侧中线，到达第四足趾外侧端。换句话说，五脏六腑之中，肝和胆都与身体的平衡休戚相关，因此不管是何种原因引起的晕眩，要想根治，一定要从肝胆调起。

所以解决之道为：

若是肝虚引起的晕眩，则多因无法储藏足够的血液导致，血不足可常喝桂圆茶、人参茶，吃烫红凤菜、橄榄菜、蓝莓干、蔓越莓干、葡萄干。平常多按摩或敲打膝盖内侧上方大腿股四头肌凸起处的血海穴，就可有效地活化血液。

若是肝实，即多为身体持续紧张、压力大所致，影响心和肾，则造成血压升高，颈部僵硬。可常吃山楂干，喝七叶胆茶、菊花茶、决明子茶。可通过重复按压两脚脚背第一趾和第二趾骨缝间的行间穴与太冲穴来缓解眩晕问题。

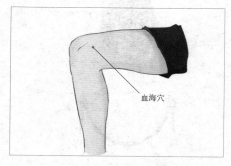
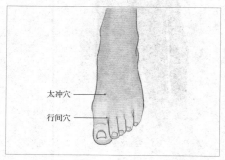

血海穴

太冲穴
行间穴

也可用生白果肉二枚，捣烂后用热开水冲服，每日一次，2~5 次即可看到效果。

偏头痛疗法

侧面头痛从中医的观点来看，亦是和"胆"的系统失调最有关系。身体的左右侧都有胆经经络，与脑部的运作及身体的平衡有最直接的关系，所以中医学理论有"十二经皆取决于胆"的说法，可见胆经的重要作用。反过来说，要治偏头痛，一定要从疏通胆经着手才会有效。

缓解偏头痛的方法

重复按压第四趾的脚尖，因为这是足少阳胆经的出口。

做侧滚翻，能刺激胆经。

躺在地板或床上，左滚三圈，再右滚三圈，亦能缓解头部压力。

"绿又酸"的食物入胆作用最快，故可多饮柠檬汁、猕猴桃汁或酸梅汤。

经常按压眼角外开一指宽的太阳穴。

可用新鲜白萝卜榨汁滴入鼻腔。

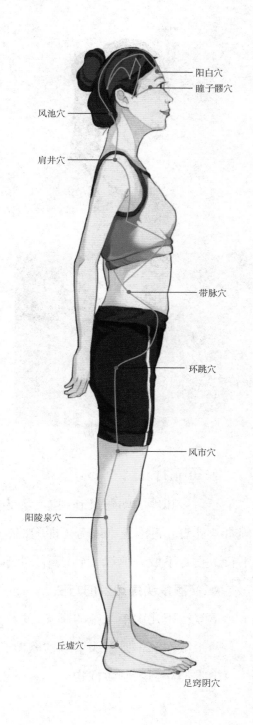

阳白穴
瞳子髎穴
风池穴
肩井穴
带脉穴
环跳穴
风市穴
阳陵泉穴
丘墟穴
足窍阴穴

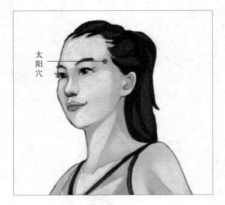

太阳穴

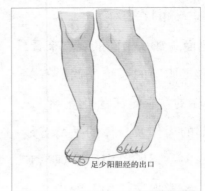

足少阳胆经的出口

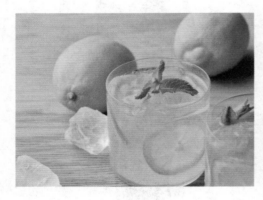

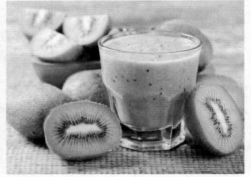

额角痛疗法

额角痛和胃的问题最有关连，因为胃经开始于鼻翼两旁，经脸颊、喉咙、锁骨、乳头，再沿正中线旁（即胸部、腹部之前正中线的外开三指宽沿线）下行，再走下肢外侧缘，到达第二足趾外侧端。

● **使额角头痛缓解的方法**

重复按压几次第二趾的脚尖，因为这是足阳明胃经的出口。

两手微握拳，以拳头下端的软肉交替轻敲肚脐两侧 5~10 分钟。

少吃油炸物及刺激性物。

按摩胃部正后方的中背部区域。

顺时针按摩肚脐周围 5~10 分钟。

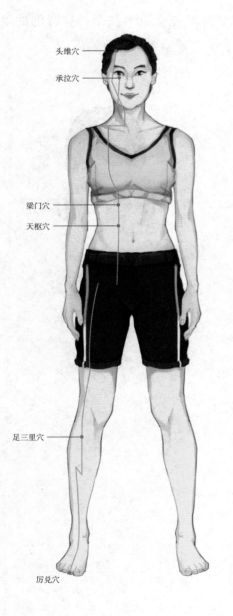

头维穴
承泣穴
梁门穴
天枢穴
足三里穴
厉兑穴

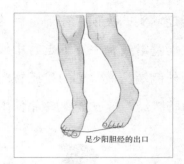

足少阳胆经的出口

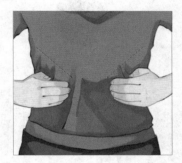

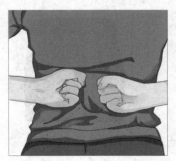

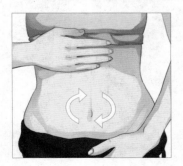

后脑痛及头中线旁痛疗法

后脑痛与足太阳膀胱经不顺畅最有关系，因为此经络开始于内眼角，往上走额头、头顶，往下走后脑、后颈，沿后中央线旁，一支下走背中线旁二指宽沿线，一支下走背中线旁四指宽沿线，经下肢后中央线，到达足小趾外侧端。最常见的是感冒时风寒或病毒首先会束缚整个身体背部的足太阳膀胱经，造成全身酸痛不堪及后脑头痛，甚至全头痛。

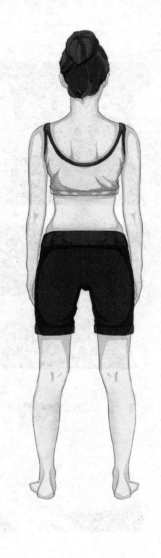

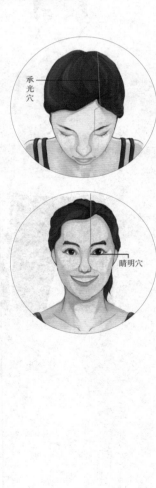

承光穴

睛明穴

● 马上放松身体，缓解后脑痛的疏解方法

重复按压第五趾的脚尖，因为这是整条足太阳膀胱经的出口。

吃咸的热粥（加些碎葱更好），身体达到微微出汗，就可以缓解头疼。

用右手绕过后脑去拉左耳数次，再用左手绕过后脑去拉右耳数次。

重复按压上眼眶的外侧三分之一区域。

喝七叶胆茶。

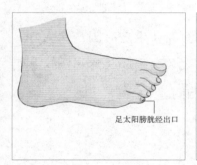

足太阳膀胱经出口

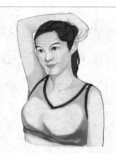

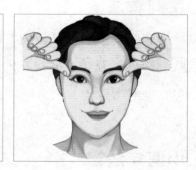

全方位不再头痛

民间看法

有些女性因月子没坐好时常会头痛；有些女性在生产时因产房太冷，吹到冷气，开始头痛；有的人在大太阳下工作太久会引起头疼……这些情形都会时常发生，只是缓解和治疗的方式不尽相同。

中医疗法篇

敲打经络

我们体内有20条经络，包括12条主经络（肝经、心经、脾经、肺经、肾经、胆经、小肠经、胃经、大肠经、膀胱经、心包经、三焦经）及8条奇经八脉（任脉、督脉、阴跷、阳跷、阴维、阳维、带脉、冲脉）。这些经络就好比网络一样四通八达，它们或左右或前后各有一条对称，互相协调与平衡，是体内各个器官与系统相连的路线。所谓打通经络，就是让脉络畅通，让所有的气血循环及器官运作都能发挥最好的效果。

当我们感到疲劳或酸痛时，常常会不由自主用手敲打自己的身体，这是一种自愈能力的表现，倘若敲对了经络走向，更可发挥立竿见影的效果。

最主要和最方便是敲手脚的经络与任督两脉

◎在手的外侧前中后各有三条经络的起点，它们是大肠经、三焦经、小肠经；

◎在手的内侧前中后各有三条经络的终点，它们是肺经、心经、心包经；

◎在脚的内侧前中后各有三条经络的起点，它们是脾经、肝经、肾经；

◎在脚的外侧前中后各有三条经络的终点，它们是胃经、胆经、膀胱经；

◎在身体前中央线为任脉；

◎在背部中央线为督脉。

最简单且能发挥效果的敲法要领

不要来回敲，而是顺着经络走向，在手内侧中线往下敲，手外侧中线往上敲，脚内侧中线往上敲，脚外侧中线及后面中线往下敲，背部中线往上敲，背部中线的两旁往下敲，在身体前中央线往上敲。

敲打使力的方法

敲的时候，轻握拳头（空拳），以拳头下缘之肌肉敲打身体，也可像打鼓一般用两手交叉敲打（有弹性）。

每天至少敲一次，敲手内侧 3~5 分钟，敲手外侧 3~5 分钟，敲脚内侧往上 3~5 分钟，敲脚外侧及后面往下 3~5 分钟，敲背部中线的两旁往下 3~5 分钟，身体所有病痛就会不见了。

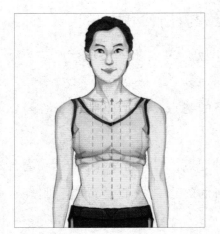

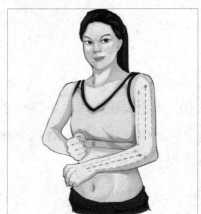

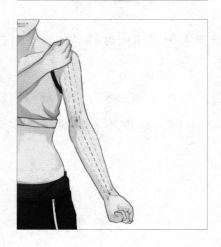

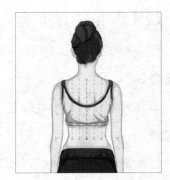

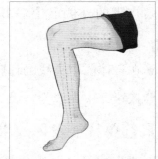

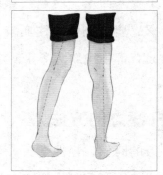

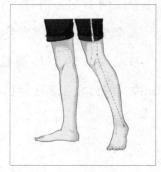

中医疗法篇

20 个最有效的头痛穴位疗法

1.合谷穴

任何头痛，包括偏头痛、恶心欲呕头痛、后脑疼痛、整个头都痛、额角头痛、眶内头痛等，都可按摩合谷穴，因为它可刺激身体分泌脑内吗啡，有非常好的止痛效果。

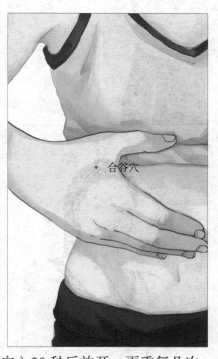

· 合谷穴

位置：手背上，第一、二掌骨之间，约当第二掌骨桡侧中点处，左右各有一穴。

主治：头痛、偏头痛、颈项痛、咽喉肿痛、胃痛、经痛、下腹痛、牙齿痛、上肢疼痛、滞产、婴幼儿抽筋痉挛、闭经、鼻病、脸颊肿大、口眼㖞斜、耳聋、便秘等。

按摩法：以拇指向下按（与皮肤垂直方向）30 秒后放开，再重复几次。左右穴都做。

针灸法：直刺 0.5~1.0 寸，可灸。孕妇禁止针灸与按压。

2.内关穴

内关穴可治一切心、胸、胃的毛病，这个"心"包括头脑及心脏的相

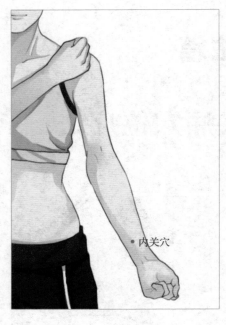

关组织，按摩内关穴能有效缓解头痛等问题。

位置： 在小手臂内侧，由手腕的腕横纹正中往上 2 寸，掌长肌腱与桡侧腕屈肌腱之间，左右各有一穴。

主治： 烦躁头痛、癫狂痫症、胸闷缺氧、心痛、心悸、肘臂痛、胃痛、呕吐、恶心、打嗝不止、失眠等。

按摩法： 以拇指向下按（与皮肤垂直方向）30 秒后放开，再重复几次。左右穴都做。

针灸法： 直刺 0.5~0.8 寸，可灸。孕妇禁止针灸与按压。

3.列缺穴

针灸歌诀曰："头项寻列缺。"所以当我们有头颈部疼痛时，可先按摩或针灸列缺穴调整，一定可以得到一个良好的效果。

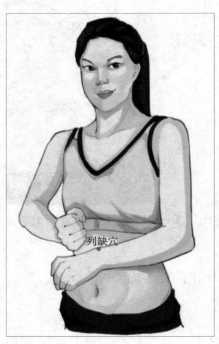

位置： 桡骨茎突上方，腕横纹上 1.5 寸处；或两手虎口交叉，一手食指按在另一手桡骨茎突上，食指尖下浅凹陷处。左右各有一穴。

主治： 颈部僵硬、咳嗽、气喘、咳痰唾血、尿血、牙痛、口眼㖞斜、小便赤涩、心胸腹痛、吞咽困难、瘀滞腰痛、头痛、偏头痛、咽喉肿痛、手腕疼痛无力、痔疮、肛肿等。

按摩法：以拇指向下按（与皮肤垂直方向）30 秒后放开，再重复几次或握空拳敲打数分钟。左右穴都做。

针灸法：向上斜刺 0.3~0.5 寸，可灸。

4.足三里穴

任何身体上的疼痛，按足三里穴都能迅速缓解，尤其对消化系统和免疫系统引发的问题，如额角痛、发热头痛及整个头都痛有奇效。

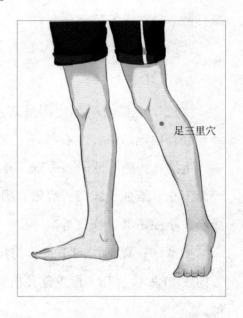

足三里穴

位置：在小腿前外侧，屈膝，于膝盖外凹至外踝高点联机的 3/16 处，即外膝凹处往下 3 寸（约 4 指宽）处，再由胫骨前缘往外的一横指宽处。左右各有一穴。

主治：腹痛、胃痛、腹胀、肋痛、膝痛、胫痛、脚气、腰酸背痛；中风瘫痪、腹泻、痢疾、呕吐、打嗝不止、气喘、咳嗽、失眠等。

按摩法：以拇指向下按（与皮肤垂直方向）30 秒后放开，再重复几次或握空拳敲打数分钟。左右穴都做。

针灸法：直刺 0.5~1.2 寸，可灸。孕妇禁针灸与按压。

5.金门穴

位置：在外踝尖前下方，当骰骨外侧凹陷中。左右各有一穴。

主治： 头部不适、发狂、癫痫、急性膀胱疾病、小儿抽筋痉挛、腰痛、外踝痛、下肢痉挛或痿痹。

按摩法： 以拇指向下按（与皮肤垂直方向）30秒后放开，再重复几次或握空拳敲打数分钟。左右穴都做。

针灸法： 直刺0.3~0.5寸，可灸。

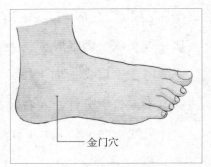

金门穴

6.三阴交穴

位置： 小腿内侧足内踝最高点直上3寸，胫骨内侧后缘，左右各有一穴。

主治： 头痛、眩晕、失眠、月经疼痛、经血不止、腹痛、腹泻、腹胀、阴部痛肿、滞产、小便不顺、疝气等。

按摩法： 以拇指向下按（与皮肤垂直方向）30秒后放开，再重复几次。左右穴都做。

针灸法： 直刺0.5~1.0寸，可灸。孕妇禁针灸与按压。

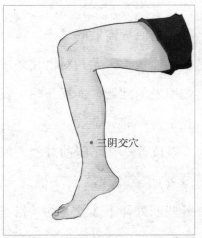

三阴交穴

7.玉枕穴

位置： 由后发中点直上2.5寸（约患者四指宽），再往左右1.3寸（约患者二指宽）处。左右各有一穴。

主治： 眼睛疼痛、目眩、鼻塞、头痛、

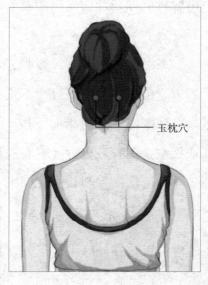

玉枕穴

颈痛等。

按摩法：以拇指向下按 30 秒后放开，再重复几次。左右穴都做。

针灸法：横刺 0.3~0.5 寸。可灸。

8.阳溪穴

位置：在腕关节桡侧。拇指上翘时，下方出现的凹陷处（在拇短伸肌腱与拇长伸肌腱之间的凹陷中）。左右各有一穴。

主治：头痛、咽喉肿痛、眼睛红肿疼痛、牙痛、手腕疼痛或麻痹、发热等。

按摩法：以拇指向下按（与皮肤垂直方向）30 秒后放开，再重复几次或握空拳敲打数分钟。左右穴都做。

针灸法：直刺 0.3~0.5 寸，可灸。

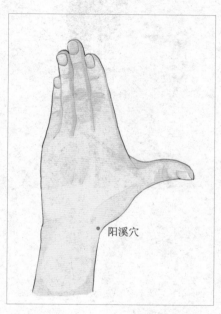

阳溪穴

9.风池穴

位置：在后发际中点与耳垂连接的中点上，即胸锁乳突肌与斜方肌上端之间的凹陷处。左右各有一穴。

主治：目疾、鼻病、耳症、风寒感冒、中风、头痛、脑疾、高血压等。

按摩法：以大拇指按压 30 秒，连续按压 5 次以上或以指尖肌肉敲打数分钟。再重复几次。左右穴都做。

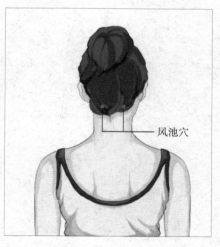

风池穴

针灸法：向鼻尖方向刺 0.5~0.8 寸，可灸，因深部接近延髓，必须严格掌握针刺的角度与深度，否则容易招致危险。可灸。

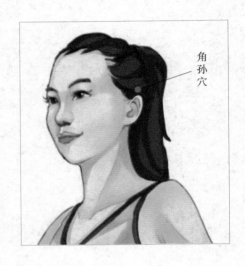

角孙穴

10.角孙穴

位置：在耳尖正上方入发际处。左右各有一穴。

主治：头痛、偏头痛、耳鸣、眼睛红肿疼痛、牙龈肿大、牙齿痛、脸颊肿大等。

按摩法：以食指向下按 30 秒后放开，再重复几次。左右穴都做。

针灸法：横刺 0.3~0.5 寸，可灸。

11.侠溪穴

位置：在足背，第四、五趾的趾缝间，趾蹼缘上 0.5 寸处。左右各有一穴。

主治：耳鸣、耳聋、眩晕、眼外角痛、头痛、脸颊肿、肋痛、发热、乳房胀痛等。

按摩法：以拇指向下按（与皮肤垂直方向）30 秒后放开，再重复几次或握空拳敲打数分钟。左右穴都做。

针灸法：直刺 0.3~0.5 寸，可灸。

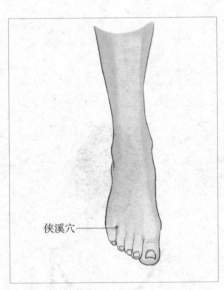

侠溪穴

12.印堂穴

位置：在前额，两眉头连接的中点。仅有一穴。

主治：前额疼痛、头痛、头重、失眠、鼻炎、鼻血不止、小儿发热痉挛等。

按摩法：以拇指或食指按 30 秒后放开，再重复几次。

针灸法：横刺 0.3~0.5 寸，可灸。

13.太冲穴

位置：在第一、二跖骨结合部前方的凹陷处。左右各有一穴。

主治：头痛、失眠、抑郁症、躁狂症、痫症、肿瘤、肝病、哮喘、肩背痛、鼻塞、鼻炎、喉痛、脚肿、口眼㖞斜、晕眩、小儿惊风痉挛、胁痛、经血不止、遗尿、小便不利、疝气等。

按摩法：以拇指向下按（与皮肤垂直方向）30 秒后放开，再重复几次或握空拳敲打数分钟。左右穴都做。

针灸法：直刺 0.3~0.5 寸，可灸。

14.足临泣穴

位置：在足背，当第四、五趾的跖骨间，趾蹼缘后方。左右各有一穴。

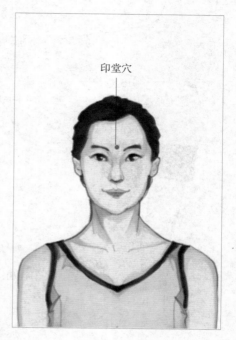

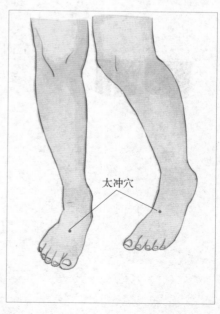

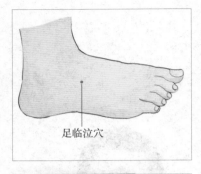

足临泣穴

主治：乳房胀痛、乳房肿块、眩晕、淋巴肿块、头痛、月经不调、胁痛、足背肿痛、脚趾痉挛疼痛等。

按摩法：以拇指向下按（与皮肤垂直方向）30秒后放开，再重复几次或握空拳敲打数分钟。左右穴都做。

针灸法：直刺0.3~0.5寸，可灸。

15.飞扬穴

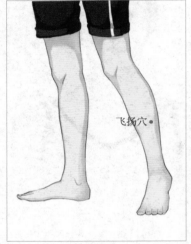

飞扬穴

位置：在外踝最高点与跟腱水平连线之中点（昆仑穴）再直上7寸（约患者九指宽）处。左右各有一穴。

主治：头痛、目眩、鼻塞、痔疾、腰背痛、腿软无力、鼻血不止等。

按摩法：以拇指向下按（与皮肤垂直方向）30秒后放开，再重复几次或握空拳敲打数分钟。左右穴都做。

针灸法：直刺0.5~1.0寸。可灸。

16.悬钟穴

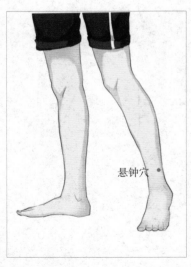

悬钟穴

位置：在小腿前外侧，外踝高点往上3寸（约患者4指宽），腓骨后缘和腓骨长、短肌肌腱之间凹陷处。左右各有一穴。

主治：脊髓疾病、中风、胁痛、腹胀、颈项痛、半身不遂、下肢麻痹或痿痹、小腿痉挛疼痛、脚气等。

按摩法：以拇指向下按（与皮肤垂直方向）30 秒后放开，再重复几次或握空拳敲打数分钟。左右脚都做。

针灸法：直刺 0.3~0.5 寸，可灸。

17.太阳穴

位置：在眉梢与目外眦之间向后一拇指宽的凹陷处。左右各有一穴。

主治：头痛、口眼㖞斜、眼疾（目赤红肿、风泪、目翳、白内障）等。

按摩法：以手指向下按 30 秒后放开，再重复几次。

针灸法：直刺 0.3~0.5 寸，或点刺出血。

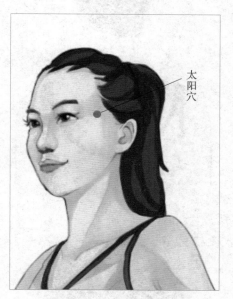

18.八风穴

位置：在足背，第一至五趾间趾蹼缘后方赤白肉际处。左右各有四穴。

主治：头痛、脚气、眼痛、月经不调、牙痛、脚肿胀瘀血、疟疾等。

按摩法：以手指向下按 30 秒后放开，再重复几次。

针灸法：斜刺 0.1~0.2 寸，可灸。

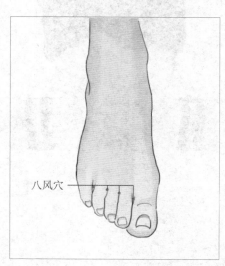

19.大杼穴

位置：在背部，第一胸椎棘突下再

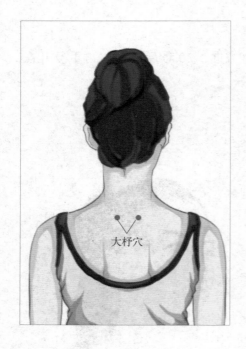

大杼穴

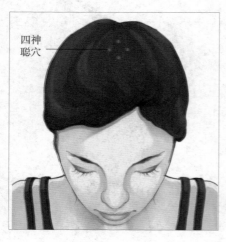

四神
聪穴

向左或向右 1.5 寸（约二指宽）处。左右各有一穴。

主治：头痛、眩晕、颈痛、背痛、肩胛痛、脊椎僵硬、感冒、发热、咳嗽、肺炎、支气管炎、关节炎、骨结核、头部无法顺利俯仰、肢体麻木、癫痫、疟疾等。

按摩法：以手指向脊椎方向斜按 30 秒后放开，再重复几次或握空拳轻轻敲打数分钟。

针灸法：向脊椎方向斜刺 0.5~0.8 寸，可灸。

20.四神聪穴

位置：在头顶，百会穴的前后左右各 1 寸处。共有四穴。

主治：头痛、癫痫、脑疾、高血压、眩晕、失眠、健忘等。

按摩法：以手指向下按 30 秒后放开，再重复几次或握空拳轻轻敲打数分钟。

针灸法：横刺 0.5~1.0 寸，可灸。

十二井穴按压法

对身体十二经络的井穴加以按压即可帮助疏散头痛。

十二井穴是身体主要的十二条经络位在指甲或趾甲附近处的重要穴位，是每条经络的开始或结束穴位。针灸学治疗原则之一为"井主心下满"，意即每一条经络的井穴都能解除"体内胃气上逆"造成的身体不适，如头脑不清明、胀气等症状。

肝经井穴：大敦穴

位置： 在足大趾末节的外侧趾背上，当外侧趾甲根与趾关节之间取穴。

心经井穴：少冲穴

位置： 在小指桡侧，指甲角后 0.1 寸许。

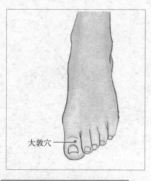
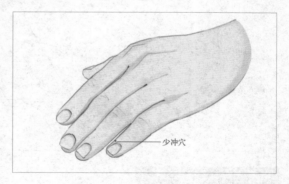

大敦穴

少冲穴

脾经井穴：隐白穴

位置： 在足大趾内侧，趾甲角后 0.1 寸许。

肺经井穴：少商穴

位置： 在拇指桡侧，指甲角后 0.1 寸许。

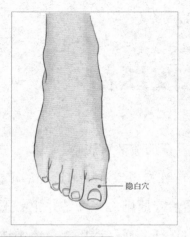

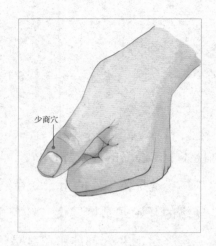

肾经井穴：涌泉穴

位置：在足底，足趾跖屈时凹陷处，约当足底（去趾）前 1/3 与后 2/3 交点。

心包经井穴：中冲穴

位置：在手中指尖端的中央。

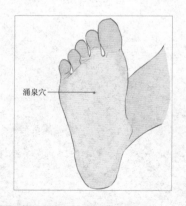

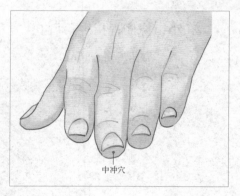

胆经井穴：足窍阴穴

位置：在第四趾外侧，趾甲角后 0.1 寸许。

小肠经井穴：少泽穴

位置：在手小指尺侧，指甲角后 0.1 寸许。

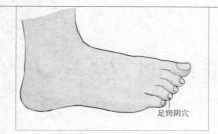

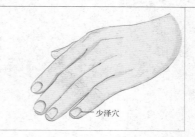

胃经井穴：厉兑穴

位置：在第二趾外侧，趾甲角后 0.1 寸许。

大肠经井穴：商阳穴

位置：在食指桡侧，指甲角后 0.1 寸许。

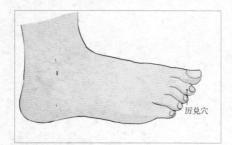

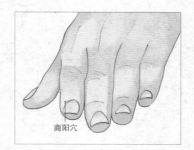

膀胱经井穴：至阴穴

位置：在足小趾外侧，趾甲角后 0.1 寸许。

三焦经井穴：关冲穴

位置：在第四指尺侧，指甲角后 0.1 寸许。

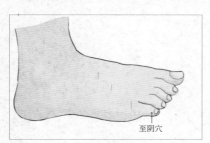

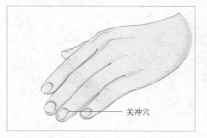

耳尖耳垂放血法

先按摩搓热整个耳朵，使耳朵充满气血，然后以酒精棉片消毒，再以采血片浅刺耳尖或耳垂的皮肤，挤出二三滴血，因为耳尖或耳垂都有导出体内过多的血气的作用，自然头痛就不见了。操作过程中要注意安全。

指甲角放血法

当头痛、烦躁、身体发热或发炎时，我们可在手指或脚趾周围的穴位，如大拇指的三商穴（三处穴道）或脚大趾趾甲角，以采血片浅刺皮肤，挤出二三滴血，因为这些身体末端的穴位都有导出体内过多的血气的作用，自然头痛就不见了。操作前，宜咨询专业人士，以安全为先。

三商穴

位置：在大拇指指甲旁，为老商、中商、少商三穴合称。老商穴位于拇指尺侧（如目视自己大拇指在指甲角右下缘），距指甲根 0.1 寸处；中商穴位于拇指背侧正中（如目视自己大拇指在指甲角正下缘），距指甲根 0.1 寸处；少商穴位于拇指桡侧（如目视自己大拇指在指甲角左下缘），距指甲根 0.1 寸处，左右各有三穴。

主治：流行性感冒、高热、头痛、喉咙痛、扁桃腺炎、腮腺炎等。

按摩法：以手指向下按 30 秒后放开，再重复几次。

针灸法：直刺 0.1~0.2 寸，或点刺出血，禁灸。

脐疗法

身体虚弱且常头晕痛的人，可用艾灸肚脐法来缓解。

大便常水且头晕痛的人，可用盐巴敷脐法来缓解。

艾灸肚脐法

取 5 个迷你小艾粒，在肚脐的上下左右及中间各摆一个以火点之，如此一来 5 个艾粒同时燃烧，其中所蕴藏的热能量会逐渐改善身体气血循环。每星期做 3 次，10 次为一循环，30 次为一疗程。

盐巴敷脐法

一碗量的食盐，放入炒菜的铁锅，不用油，开火，干炒盐巴，炒至盐巴稍为焦黄，再以厚布包裹，此时盐巴含很高的温度，稍缓，以肚脐皮肤可接受的稍高温度敷在脐上 3 分钟。此时盐巴所含热量会温暖腹部所有器官，间接旺盛内脏的功能，使身体转弱为强。每星期做 2 次，10 次为一疗程。

拔罐法

　　拔罐法，是以竹罐、玻璃罐或塑料罐等容器为工具，利用燃烧或简单机械抽离的手法，排出罐内空气，形成负压，使罐子能吸附在皮肤穴位上，造成瘀血现象（瘀血郁积之气透出皮肤）的一种疗法。其有行气活血、祛湿逐寒及消肿止痛的作用。

拔罐种类

　　竹罐：直径 3~7 厘米，高 8~10 厘米，上端开口，下端留竹节作为罐底，打磨至光滑备用。在古代较多使用，主要是因其取材天然、轻巧且不易摔破。

　　玻璃罐：容易取得，大小有多种选择，且材质透明。在使用拔罐法时能直接看到拔罐部位的充血程度，便于随时掌握情况，缺点是容易摔裂。

　　塑料罐：将瓶口扣在皮肤上，再用手指拉拉柄将罐中空气抽光，形成负压，造成充血现象。其优点是使用起来非常方便且安全，缺点是用久了，此类塑料材质容易有细小杂纹或龟裂。

　　五行针拔罐器：一种特殊拔罐器，拔罐杯中有一枚具有磁性的尖状物（磁针）。操作很简单，只要将小气囊捏紧，将杯口往皮肤一罩，就可吸附在穴位上。五行针拔罐器具有一般拔罐的效果，其内部的尖状物又可刺激穴位，是一种安全的针灸拔罐器。

拔罐手法

投火法：将点燃的酒精棉球投入罐内后，迅速将罐子罩在治疗部位。本法只适用于侧面横拔，否则燃烧的棉球落下会烫伤皮肤。患者宜采坐姿，微挺胸，以背部接受施治。

闪火法：用镊子夹住沾有酒精的棉球，点燃后，在罐内稍微绕一下，立即抽出，再火速将罐子罩在穴位上。

直接吸附法：将塑料拔罐器或五行针拔罐器直接罩在穴位上，以拉柄抽气或气囊抽气的方法吸附于皮肤表面，使皮肤充血。

对于头痛的朋友，一般建议同时使用三个罐子，分别罩在大椎穴（背部第七颈椎棘突与第一胸椎棘突之间）、心俞穴（背部第五、六胸椎棘突间旁开 1.5 寸）、肝俞穴（背部第九胸椎棘突下旁开 1.5 寸），每个罐子吸附 5 分钟。拔罐时在罐口的边缘稍用手指一掀，即可使罐子脱落。如此可马上调节头颈、心肝等系统，使之顺畅起来。

不同年龄、性别、身材及部位，需要选用不同口径的罐子。每隔 3~5 日施行一次，要将罐子拔紧，才能产生效果。拔罐后皮肤会有青紫、红肿充血的现象，正常状况下几天就会消失，若超过一星期皮肤瘀青状况一直未消，那表示此患者气血皆虚，气不足以推动血液快速新陈代谢与修护，要赶紧找中医师调理。

倘若皮肤上出现小水泡，不要弄破，身体几天就会吸收掉。若是出现大水泡，则须用消毒后的针刺破，将泡内液体导出，再用紫药水擦拭消毒。有水泡通常代表此人体内非常潮湿，体液代谢差，痰液过多。

注意，拔罐属于"泻法"，身体虚弱、心脏有病、怀孕、皮肤有伤口、水肿及容易出血者不宜使用拔罐法。

20个最佳治疗头痛的中药处方

由于每个人的体质与病情都不尽相同，有的人用正常药量的一半就有效用，有的人则需要加倍的药剂，还有一些人则需多服几次。不论是煎剂或浓缩药粉，使用前须请教中医师，以免产生毒副作用或症状加剧。以下每个处方乃煎剂分量，但亦可使用科学的中药浓缩粉剂。一般而言，十二岁以上的患者每人每次使用4~6克，冲入40毫升温开水搅匀后服下，再喝点温开水，一日3~4次。十二岁以下则剂量减半。

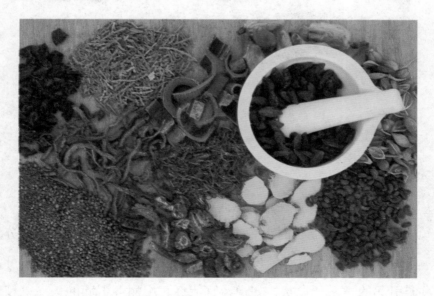

1. 柴胡桂枝汤（汉朝《伤寒论》）

其为头痛患者首选的安全有效膳方。其组成为柴胡15克、半夏7.5克、白芍药5.6克、桂枝5.6克、人参5.6克、黄芩5.6克、炙甘草 5.6 克、生姜 5.6 克、大枣 6 个，以水 7 碗煮取两碗，去渣，早晚饭前温服一碗。

原方能调和营卫，解半表半里之证；主治伤寒六七日，发热，微恶寒，肢节烦疼，微呕，心下支结，外证未去及心腹卒中痛等。（意即主治在风寒六七天之后，身体发热，怕冷，手脚关节疼痛，欲呕，胃痛，体表的症状还没消除，心腹中心突然疼痛。）

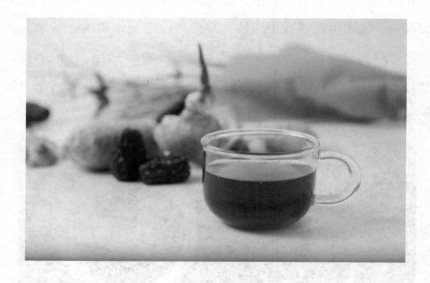

今特别适合用于：

（1）长年或长期头痛者。

（2）无其他明显症状的头痛者。研究显示柴胡桂枝汤对人体内分泌系统有一定的调节作用，尤对脑皮质的兴奋和抑制有双向调节作用，可消除神经衰弱引起的一系列症状，如神经官能症、癫痫等引起的头痛；且对于脑部缺血所引起的脑部神经元缺血性损伤有辅助治疗作用，同时可促进血液循环，增加脑血流量。

（3）久咳，头痛多日者。

（4）无法判定的头痛。头痛的原因非常复杂，若就医数次后仍没办法知道头痛如何造成，可先用此方治疗。此方可平衡身体左右系统，使气血调和，又可治体内各种慢性发炎，是一个广效且安全的方子。

2. 葛根汤（汉朝《伤寒论》）

其组成为葛根 30 克、麻黄 7.5 克、生姜 5.6 克、大枣 11 克、桂枝 7.5 克、芍药 7.5 克、炙甘草 7.5 克。

原方主治伤寒太阳病，项背僵硬，无汗恶风。太阳阳明合病，或利或呕，或小便少，或发热无汗，或喘满不食，或口噤不得语，欲作刚痉。（意即主治身体的足太阳膀胱经受到风寒后，整个背部僵硬，发不出汗且怕风。足太阳膀胱经与足阳明胃经合病，产生腹泻或呕吐，或小便变少，或发热且发不出汗，或喘息胀满无食欲，或无法言语，好像要中风的症状。）

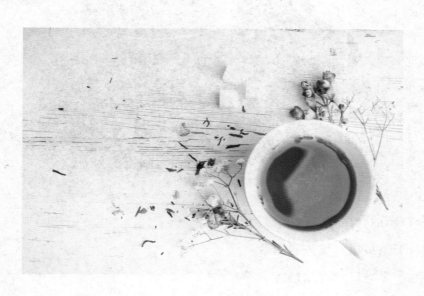

今特别适合用于：

（1）感冒头痛、肩颈僵硬者。

（2）鼻塞、鼻过敏且头痛者。

（3）头痛且兼有五官疾病者（角膜炎、脸腺炎、中耳炎、鼻炎等）。

3. 小柴胡汤（汉朝《伤寒论》）

其组成为大枣 12 个、柴胡 17 克、黄芩 11 克、半夏 11 克、人参 11 克、炙甘草 11 克、生姜 3 薄片，能和解表里的毛病。

原方主治伤寒少阳证，往来寒热，胸胁苦满，默默不欲饮食，心烦喜呕，口苦，咽干，目眩，舌苔薄白，脉弦。（意即主治感染风寒出现的少阳症状，如身体忽冷忽热，胸胁部位苦满，头昏而不愿吃东西，心烦喜呕，口苦，咽干，目眩，舌苔薄白，脉搏呈现弦脉。）

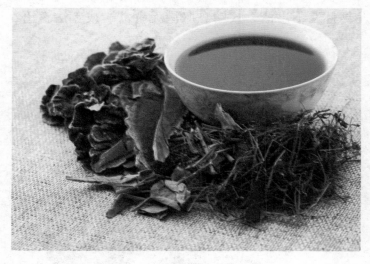

今特别适合用于：

（1）侧头痛、偏头痛患者。

（2）头痛且忽冷忽热者。

（3）感冒头痛经过三五日尚未退热，且咳嗽咳痰，或兼有急慢性支气管炎、扁桃腺炎、中耳炎（耳朵容易流脓）者。

（4）头痛且口苦咽干者。

4. 白虎汤（汉朝《伤寒论》）

其组成为石膏 11 克、知母 5.6 克、炙甘草 5.6 克、粳米 60 克。原方主治阳明经热盛，壮热面赤，烦渴引饮，汗出恶热，脉洪大有力，或滑数。（意即主治阳明经热盛，高热脸红，心烦口渴，出汗怕热，脉搏呈现洪大有力。）

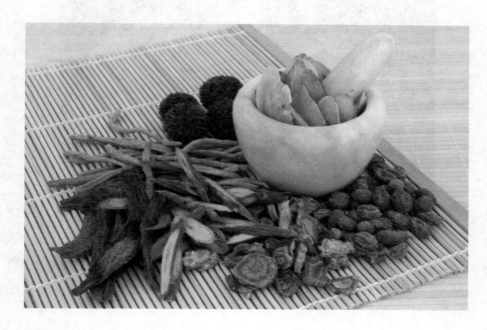

今特别适合用于：

感冒或流行性感冒所引起的高热头痛，且会伴有口渴、大量出汗、脉搏跳动洪大者。

注意，发热却不烦渴，或表征未解而恶寒发热者，或出汗虽多但脸色惨白者，均忌用。

5. 苓桂术甘汤（汉朝《伤寒论》）

其组成为茯苓 15 克、桂枝 11 克、白术 7.5 克、炙甘草 7.5 克。

原方用于心下有痰饮，胸胁支满，支满阻碍阳气，不得上通于头目，故目眩也。（意即心下的胃膈之间有痰饮流动，胸胁胀满，阻碍了阳气，无法上达于头目，因此头晕目眩。）

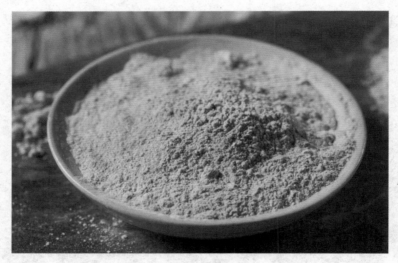

今特别适合用于：

（1）眼压高且有头痛者。

（2）患有梅尼埃病的患者及头痛者。

（3）肾性高血压头痛者。

（4）患有水肿兼头痛者。

注意，痰多但阴虚火旺者忌用。

6. 五苓散（汉朝《伤寒论》）

其组成为茯苓 3.7 克、猪苓 3.7 克、泽泻 6 克、白术 3.7 克、桂枝 1.9 克。

原方用于外有表证，内停水湿，头痛发热，烦渴欲饮；或水入即吐，小便不利及霍乱吐泻；或水湿内停，水肿，吐涎沫而头眩；或短气而咳。（意即体外有伤风感冒的表征，体内又有湿气，故头痛发热，心烦口渴一直想要喝水；或一喝水就吐，小便不顺，发生如霍乱又吐又泻的症状；或体内湿气停滞，发生水肿，常吐涎沫且头晕眩；或气短且咳嗽。）

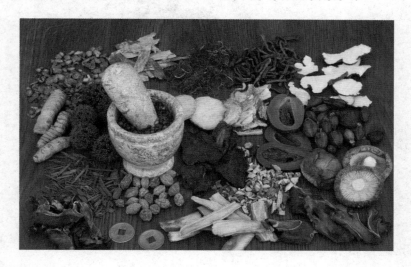

今适合用于：

（1）体内潮湿兼头痛、晕眩者。

（2）习惯性头痛者或偏头痛者。

（3）三叉神经痛者。

（4）呕吐且头痛者。

注意，阴虚津少之小便不利者忌用。

7. 半夏白术天麻汤（金《脾胃论》）

其组成为半夏5.6克、麦芽5.6克、橘皮5.6克、白术3.7克、炒神曲3.7克、苍术1.9克、茯苓1.9克、天麻1.9克、黄芪1.9克、人参1.9克、泽泻1.9克、干姜0.8克、黄檗0.8克。

原方主治风痰上扰，眩晕头痛，胸闷呕恶，舌苔白腻，脉弦滑。〔意即主治风痰（常出现突然跌倒、昏迷、口吐白沫、抽搐反复发作等症状，常见于癫痫、口祸眼斜、舌强语蹇、小儿惊厥、急性支气管炎等）往上干扰，晕眩头痛，胸闷恶心欲呕，舌苔白腻，脉搏呈现弦滑脉。〕

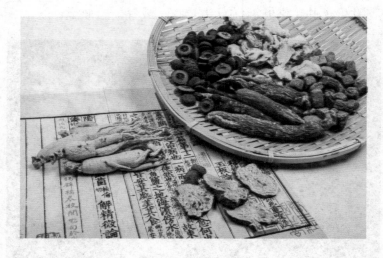

特别适合用于：

（1）低血压头痛眩晕者。

（2）胃肠虚弱之高血压头痛眩晕者。

（3）习惯性头痛者。

注意，肝阳上亢（肝火大的高血压）头痛眩晕者忌用。

8. 清燥救肺汤（清代《医门法律·伤燥门》）

其组成为煅石膏 9.3 克、甘草 3.7 克、桑叶 11 克、人参 2.6 克、炒杏仁 2.6 克、炒胡麻仁 3.7 克、阿胶（烊化）3 克、麦门冬 4.5 克、枇杷叶 2.6 克。若痰多加贝母、栝楼，血枯加生地黄，热甚（高热）加羚羊角或加牛黄。

原方主治头痛身热，气逆而喘，咽喉干燥，鼻燥，胸满胁痛，心烦口渴，舌干无苔，脉虚大而数。（意即主治头痛身体发热，气逆而喘，咽喉干燥，鼻腔干燥，胸胁胀满疼痛，心烦口渴，舌干无苔，脉搏呈现虚大而数脉。）

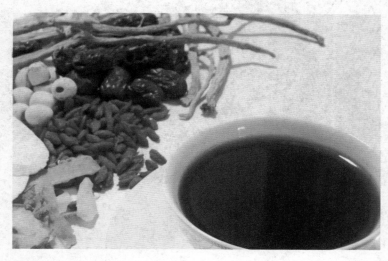

今特别适合用于：

（1）头痛身热，干咳无痰，气逆而喘者。

（2）烟抽太多而引发的头不适。

（3）吸太多二手烟而头不适者。

注意，舌苔白腻，内有湿热者，则不适合本方。

9. 柴胡加龙骨牡蛎汤（汉朝《伤寒论》）

其组成为大枣2个、柴胡15克、黄芩5.6克、半夏7.5克、人参5.6克、铅丹5.6克、茯苓5.6克、桂枝5.6克、生姜5.6克、龙骨5.6克、煅牡蛎5.6克。

原方主治伤寒八九日，下之，胸满烦惊，小便不利，谵语，一身尽重，不可转侧。（意即主治身体受了风寒八九日，用泻法，出现胸部胀满心烦易惊，小便不顺，口中胡言乱语，身体沉重，无法翻身。）

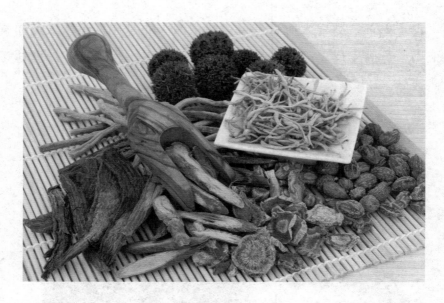

今特别适合用于：

（1）歇斯底里头痛者。

（2）高血压且有头痛者。

（3）脑部外伤后遗症头痛者。

10.益气聪明汤（金《东垣试效方》）

其组成为黄芪 19 克、人参 19 克、炙甘草 19 克、升麻 11 克、葛根 11 克、蔓荆子 5.6 克、白芍药 3.7 克、黄檗（酒炒）3.7 克。

原方主治中气不足，清阳不升，风热上扰，头痛目眩，或耳鸣耳聋，或目生障翳，视物不清，苔薄质淡，脉濡细。（意即主治元气不足，清阳之气升不上去，风热往上侵扰，故头痛目眩，或耳鸣耳聋，或眼睛产生障翳而看不清楚东西，舌苔薄舌质淡，脉搏呈现濡细脉。）现常用于益气补肾，养血疏肝，聪耳明目，调治全身营养不良。

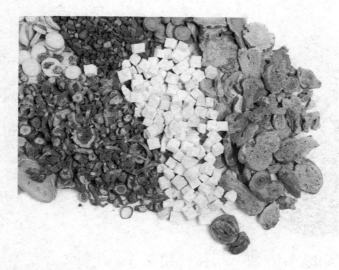

今特别适合用于：

（1）前额头痛者。

（2）头面痛兼有耳目疾病者。

注意，若舌头颜色较红，脉搏跳动如弦，阴虚阳亢者忌之。

11. 调胃承气汤（汉朝《伤寒论》）

其组成为大黄（酒洗）7.5 克、炙甘草 3.7 克、芒硝 7.5 克。

原方主治阳明病，胃肠燥热，蒸蒸发热，大便不通，口渴心烦，腹满拒按。（意即主治阳明经疾病，如胃肠燥热，身体时时发热，大便不顺，口渴心烦，腹部胀满排拒按压。）

今特别适合用于：

（1）发热头痛且便秘者。

（2）或习惯性便秘，上厕所时会头痛不适者。

（3）消化差且有头痛者。

注意，虚寒性大便闭塞者忌用。

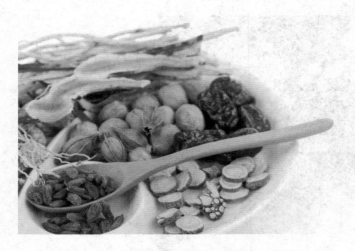

12. 血府逐瘀汤（清朝《医林改错》）

其组成为桃仁 15 克、当归 11 克、红花 11 克、生地 11 克、牛膝 11 克、赤芍药 7.5 克、枳壳 7.5 克、川芎 5.6 克、桔梗 5.6 克、柴胡 3.7 克、甘草 3.7 克。

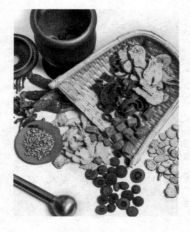

原方主治瘀血凝滞，经闭不行，或行经腹痛，或头痛胸痛日久不愈，或呃逆日久不止，或内热烦闷，心悸失眠，日晡潮热等症。（意即主治体内瘀伤，月经停滞不来；或经来腹痛；或头痛胸痛日久不愈，或打嗝气逆日久不止，或内热烦闷，心悸失眠，每日下午出现低热等。）

今特别适合用于：

（1）胸痛、头痛日久不愈，痛如针刺且有定处者。

（2）胸中血瘀、血液循环不顺畅者。

例如脑震荡后遗症的头痛、神经性头痛、胸部挫伤、冠心病、心绞痛引起的头痛、月经疼痛或闭住的头痛等。

注意，孕妇及非确有瘀血者忌之。

13. 参苏饮（宋朝《太平惠民和剂局方》）

其组成为枳壳 9.3 克、桔梗 9.3 克、陈皮 9.3 克、木香 9.3 克、炙甘草 9.3 克、人参 1.9 克、紫苏叶 1.9 克、葛根 1.9 克、前胡 1.9 克、半夏 1.9 克、茯苓 1.9 克、生姜 1.9 克、大枣 1.9 克。

原方主治体虚气弱，感冒风寒，内有痰湿，恶寒发热，头痛鼻塞，咳嗽痰多，胸闷呕恶。（意即主治体虚气弱，感冒风寒，内有痰饮湿气，怕冷又发热，头痛鼻塞，咳嗽痰多，胸闷恶心欲呕。）

今特别适合用于：

虚弱之人外感风寒，内伤痰饮，头痛鼻塞，恶寒发热，咳嗽痰多，胸膈满闷。

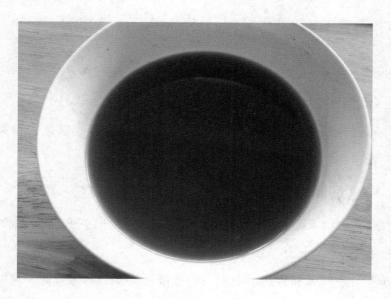

14. 桑菊饮（清朝《温病条辨》）

其组成为桑叶 9.3 克、杏仁 7.5 克、桔梗 7.5 克、芦根 7.5 克、连翘 5.6

克、菊花 3.7 克、薄荷 3 克、生甘草 3 克。

原方主治太阴风温初起，症见咳嗽，身热不甚，口微渴，咽痛，舌苔薄白，脉浮数。[意即主治太阴证风温初起（是感受风热病邪所引起的以肺卫表热证为初起证候特征的急性外感热病），症见咳嗽，身体微热，口微渴，或出现咽痛，舌苔薄白，脉搏呈现浮脉。]

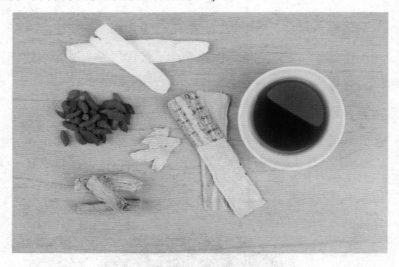

今适合用于：

风热感冒所引发的头痛，通常身体觉得微热，有点咳嗽，口微渴，支气管发炎者。

15. 川芎茶调散（宋朝《太平惠民和剂局方》）

其组成为薄荷 15 克、荆芥 7.5 克、川芎 7.5 克、白芷 3.7 克、甘草 3.7 克、羌活 3.7 克、防风 2.6 克、细辛 1.9 克。

原方主治外感风邪头痛，偏正头痛或巅顶头痛，恶寒发热，目眩鼻塞，舌苔薄白，脉浮数。

今特别适合用于：

（1）风邪感冒头痛、恶寒发热、鼻塞、有薄白舌苔、脉浮者。

（2）偏头痛、正头痛或巅顶头痛者。

（3）神经性头痛者。

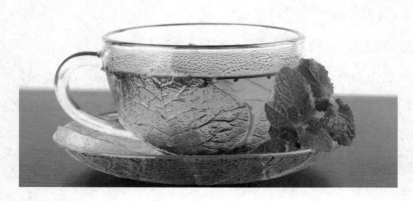

16. 钩藤散（宋朝《普济本事方》）

其组成为钩藤 3.7 克、陈皮 3.7 克、半夏 3.7 克、麦门冬 3.7 克、茯苓 3.7 克、茯神 3.7 克、生石膏 3.7 克、人参 3.7 克、菊花 3.7 克、防风 3.7 克、生姜 1.9 克、炙甘草 3.7 克。

原方可疏肝解郁，顺气安神。

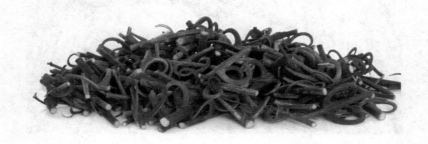

今特别适合用于：

（1）高血压患者有头痛、晕眩等症状。

（2）神经官能症头痛者或脑动脉硬化头痛者。

（3）更年期障碍头痛者。

17. 荆防败毒散（明朝《摄生众妙方》）

其组成为荆芥 5.6 克、防风 5.6 克、羌活 5.6 克、独活 5.6 克、柴胡 5.6 克、前胡 5.6 克、桔梗 5.6 克、枳壳 5.6 克、川芎 5.6 克、茯苓 5.6 克、甘草 1.9 克。

原方主治外感风寒湿邪，恶寒发热，头痛，肢体酸痛，无汗，鼻塞声重，咳嗽有痰，胸膈痞硬胀满，舌苔白腻，脉浮数。

今适合用于：

外感风寒湿邪而有郁热之证，如头痛身痛，恶寒发热，咳嗽吐痰，鼻塞咽痛等，或兼有皮肤病者。

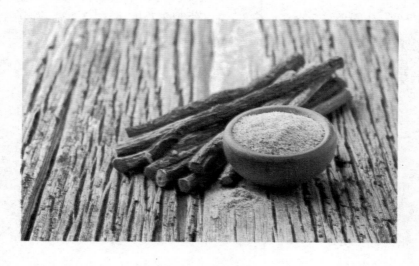

18. 玉女煎（明朝《景岳全书》）

其组成为石膏 30 克、知母 11 克、熟地黄 30 克、麦门冬 20 克、牛膝 11 克。

原方主治阴虚胃热，烦热口渴，头痛牙痛，齿松龈肿，或吐血、衄血（鼻血），舌干红，舌苔白或黄白干。

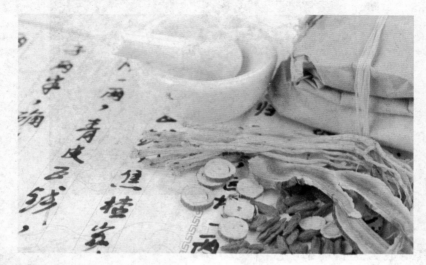

今特别适合用于：

（1）阴虚胃热所导致的头痛、口渴、烦热、牙痛者。

（2）皮肤瘙痒且有头痛者。

注意，脾虚水泻者忌用。

19. 葛花解醒汤（金《脾胃论》）

其组成为葛花 9.3 克、白豆蔻仁 9.3 克、砂仁 9.3 克、青皮 5.6 克、白术 3.7 克、炒神曲 3.7 克、干姜 3.7 克、泽泻 3.7 克、茯苓 2.6 克、橘皮 2.6 克、人参 2.6 克、猪苓 2.6 克、木香 1.1 克。

原方主治饮酒过量，呕吐痰逆，心神烦乱，胸膈痞塞，饮食减少，小便不利。

特别适合用于：

饮酒太过而头痛心烦、呕逆、小便不顺、大便泄泻者。

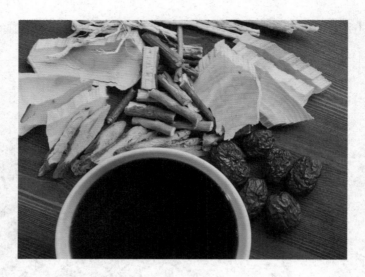

20.龙胆泻肝汤（清朝《医宗金鉴》）

其组成为龙胆草 3.7 克、栀子 1.9 克、黄芩 1.9 克、生地 1.9 克、柴胡 3.7 克、车前子 1.9 克、泽泻 3.7 克、木通 1.9 克、当归 1.9 克、甘草 1.9 克。

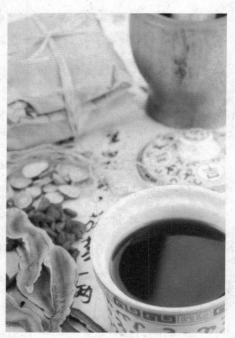

原方主治湿热下注，小便淋浊作痛，阴痒阴痛，妇女带下（白带）；或肝胆实火，头痛目赤，胁痛口苦，耳聋耳肿，以及湿热黄疸。

特别适合用于：

肝胆火气甚大，头痛，眼红目赤，口苦，胁下刺痛，耳肿者。

特别注意，此方久服易伤胃气，凡腹泻、脾胃虚弱、怀孕或无火气者忌用。

6种中药饮料

1. 决明子茶

其可帮助缓解肝疲劳、头痛和眼睛疲劳。

将一大匙的决明子加在一大杯的热开水中，闷五分钟，水的颜色变成咖啡色时，就可以喝了。可冲一二次。尽量在白天喝，因为它有利尿的作用，太晚喝会出现起夜的情况。

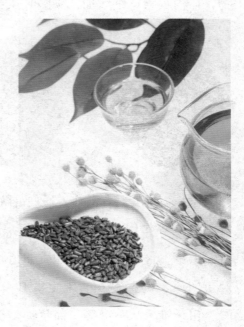

在中药房、超市或市场均可买到决明子。决明子通常分为生的或炒过的，炒过的泡起来比较香，也不会那么凉，生的多会造成轻泻作用。目前也有成品茶包，非常方便冲泡和随身携带。

决明子，豆科植物小决明或决明的种子，含大黄酚、芦荟大黄素、大黄素 –6– 甲醚、决明、棕榈酸及硬脂酸等。其性凉，味甘苦，能清肝、明目、利水、通便，主治头风头痛、青盲内障、风热眼赤、羞明流泪、大便燥结等症。

2. 双豆甘草茶

其可帮助缓解皮肤差且有头痛等症。

在各一小匙的黑豆和绿豆中加上三薄片的甘草片，以滚烫的热开水冲泡一杯并等待数分钟后，就可以温温地喝下。

黑豆与绿豆都有良好的解毒作用，加上甘草的帮助，解毒效果更佳，对于头痛的疏通，自然有一定的好处。因为假如我们吃了很多不知名的污染物，体内毒素持续增加，头脑必然不清明。

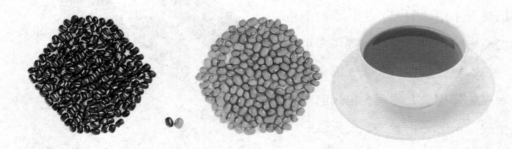

中医认为，黑豆有活血、通便、解毒、健脑益智、抗衰老、养颜、明目、乌发和抗癌等作用。现代营养分析黑豆属于豆科，蝶形花亚科，大豆属，其营养丰富，含有多种营养物质如钙、磷、铁、锌、铜、镁、钡、硒、氟，以及蛋白质、维生素 B_1、维生素 B_2、维生素 E、不饱和脂肪酸、卵磷脂、泛酸、粗纤维、水苏糖等，而且物美价廉，人人欢迎。

绿豆，性凉，味甘，能入心、胃两经，具有清热消暑、利尿消肿、润喉止渴及明目降压之功效，对于高血压、动脉硬化、皮肤疮疖、暑热、肾炎、糖尿病、肠胃炎、咽喉炎及视力减退等，均有一定的疗效。现代营养分析其含有蛋白质、脂肪、糖类、粗纤维、胡萝卜素、钙、铁、磷、维生素 B_2、维生素 B_1、烟碱酸、抗坏血酸等成分。

3. 薏仁浆

其可帮助缓解头部沉重。

薏仁浆温温地喝下，整个肚子马上就觉得舒服起来。事实上，头部沉重如戴钢盔的人（体内湿重者）就可以常喝薏仁浆，因为它能除湿、利尿与抗癌，使体内的湿重随着尿液排出去，自然而然头就轻松了。而且薏仁还有颇佳的美肤作用，只要长期吃它，皮肤就会变漂亮起来。

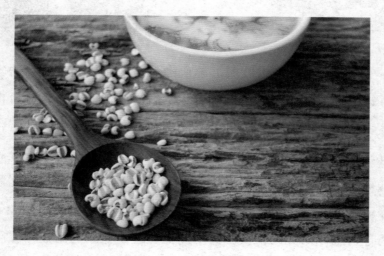

薏苡仁，为禾本科植物薏苡的种仁。其性凉，味甘、淡，能健脾补肺、渗湿排脓。

4. 七叶胆茶

其可帮助缓解"三高"（高血脂、高血糖、高血压）且有头痛以及肝疲劳兼有头痛等症状。

将一大匙干燥的七叶胆茶叶放进一大杯热开水中，稍等几分钟就可拿来饮用，因为它不含咖啡因及茶碱等刺激成分，晚上喝不会造成睡不好的问题，可疏解压力与情绪紧张所引起的头痛。由于七叶胆茶放凉后会带有草味，所以建议趁热喝。

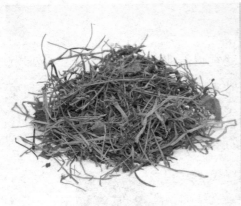
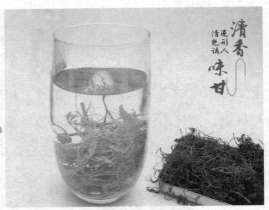

《本草纲目》中记载七叶胆能凉血降火、生津止渴，哺乳期或体寒的妇女不宜饮用。七叶胆茶又名五叶参，学名绞股蓝，为葫芦科植物绞股蓝的根状茎或全草，能清热、解毒、生津、安神。日本学者发现它含有多种皂苷成分，甚至含量比人参粉还高，所以有"南方人参"之美誉。近年来中国大陆针对七叶胆进行了药理研究，发现七叶胆有提升白细胞数量及保护肝脏等功效，而抗氧化、抗发炎、降血脂、保肝及增强免疫功能等作用，已得到药理及临床研究的证实。其对高血压、高血脂、高血糖或高胆固醇患者有相当大的帮助。

5. 白茅根茶

其可帮助缓解身体烦热且有头痛、前列腺肥大且有头痛，以及胃溃疡且有头痛等症状。

白茅根，性寒，味甘，为禾本科植物白茅的根茎，有凉血、止血、清热、利尿作用。

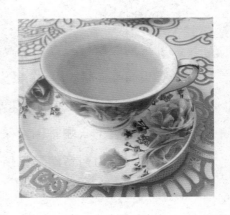

可购买已煮好的直接喝，或取一大把白茅根洗净，煮沸当茶饮。白茅根虽寒，但有补气作用，即使体弱之人上火亦可喝。

6. 地骨露

其可帮助缓解虚火上升、口腔黏膜破损且有头痛等症状。

地骨露，透明如水，只有很淡的甜味，乃是以地骨皮熬制而成的传统饮料。

地骨皮为茄科植物枸杞或宁夏枸杞的根皮，其性寒，味甘，有清虚热、凉血作用。

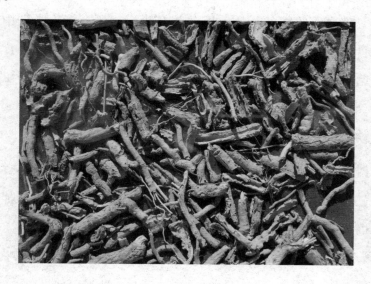

方便食疗篇

头痛忌吃什么

　　过敏或食物敏感，也会导致严重头痛。它们会让身体释放多巴胺，及其他引起头部血管收缩的物质，因此就会头痛。所有头痛类别中，因食用不适当的食物引发的相关头痛可能是最糟糕的——除非将这些食物完全排出体外或免疫系统不再排斥，头痛才会消失，这可能需要花几天的工夫。

避免食物中的过敏因子

　　有数据显示，进食某些富含酪氨酸的食物、酒类和高脂肪食物，易诱发偏头痛。另外，饮食中摄入镁不足，造成体内缺镁，可引起神经细胞功能障碍，也会诱发头痛。

　　因此头痛患者在日常饮食中，要注意多摄取含镁丰富的食物，如蜂蜜、豆类、海参、比目鱼等。

　　盐也是一种导致头痛的因素，长期摄入过多的盐，会使脑血管对某些食物高度敏感，诱发偏头痛。按世界卫生组织建议，每人每日进食食盐应少于 5 克。中国人的饮食方式与西方人差异较大，中餐在制作时，大多要放些盐，因此盐的摄取量均大大超过上述标准。偏头痛患者要特别注意盐的摄取量，少吃腌制品，以免引起头痛。

不同类型头痛应远离的食物

更年期头痛者少吃油炸食品、烧烤食品

更年期会常常头痛的人，建议少吃油炸食品、烧烤食品以及其他垃圾食品。更年期我们的激素多半分泌不足，容易发热、睡不好、腰酸背痛及头痛，倘若一直吃这些有害无益的东西，会使头痛更加频繁。

感冒头痛者少喝牛奶、少吃面食

常常感冒头痛的人，建议少喝牛奶、少吃面食，因为这两种食物虽然很有营养，但比米类或豆浆更容易生痰，使呼吸道变得狭窄；并且要少喝冰饮料，因为它们会使免疫力变差。

偏头痛者少吃巧克力

偏头痛者，建议少吃巧克力、干酪、比萨、柑橘类水果、口服避孕药、红酒等。

高脂血症头痛者少吃肉、内脏

高脂血症或胆固醇过高而常头痛者，建议少吃猪肉、火锅、肉汤、炒花生、内脏、烈酒等食物。

吹风头痛者少吃冰冷寒凉食物

风一吹就头痛者，建议少吃冰冷寒凉食物，如甜瓜、汽水、可乐、冰水、哈密瓜、西瓜、螃蟹、葡萄柚、椰子汁等。

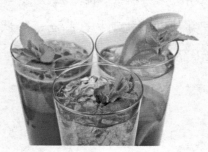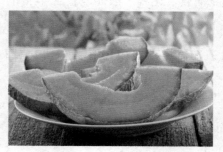

菜市场、超市、夜市食疗妙方

　　偶尔陪太太去菜市场买菜，发现里面食物应有尽有，尤其很多都是现成可吃的，非常方便忙碌的上班族或家庭主妇烹调。事实上，这些食材都可以拿来治病，这就是中医学所谓的"药食同源"。

　　常见食材有山楂、金橘、柠檬、香菜、冬瓜、苦瓜、葱、蒜、芹菜、菠菜、绿豆、红豆等。制作方法简单的食疗方有香菜萝卜丸子汤、柿饼、金针汤、苦瓜汤、冬瓜汤、烧仙草、杏仁茶、莲藕汤等。

山楂干、山楂冻、山楂茶

　　其可帮助缓解头痛症状。

简单做法

　　去中药房购买山楂 11 克，加水五、六碗，以小火煮开，再煮滚一下，加适量的黑糖或赤砂糖即可。

　　山楂，为蔷薇科植物山里红山楂或野山楂的成熟果实，其性微温，味酸、甘，能消食、化积、散瘀。它含丰富的三萜类与黄酮类，能加强及调节心肌，增进心室心房运动振幅与冠心血流量，并帮助消化动物性脂肪，降低血清胆固醇和血压，可以说是现代人最佳保养品。

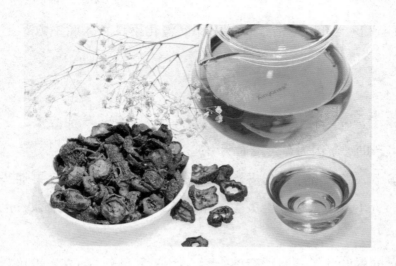

金橘柠檬茶

其可帮助缓解因受寒感冒、咳嗽气逆所引起的头部不适。

简单做法

金橘三四个，柠檬一个，洗净，对半切开，用榨汁机榨汁，加500毫升凉白开及适量的冰糖或赤砂糖，搅拌均匀即可。

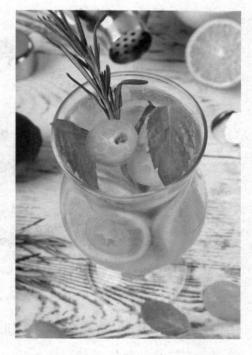

金橘，芸香科，金柑属其性辛温，味甘，能开胃消食、散寒化痰、理气解郁、止渴解酒。

金橘含丰富的金橘苷，能增强毛细血管弹性，防治脑血管疾病、头痛。其富含维生素 C、挥发油等，可强化鼻咽黏膜，预防感冒、支气管炎，去除胸闷痰积，可用于治疗食欲不振、消化不良、久咳不愈及小儿百日咳等症。

香菜萝卜丸子汤

其可帮助缓解因为鼻窍不通所引起的头部不适。

白萝卜一条，洗净，削皮，切小块煮汤，小火炖熟后，再加些鱼丸继续煮，鱼丸不要煮太久，会失去滋味，鱼丸膨胀即熟，最后撒一点香菜、碎芹菜及盐。

香菜的鲜叶和嫩茎有特殊的香味，能通气、健胃消食、去鱼腥毒、发汗透疹。

白萝卜属于十字花科的根菜类，又名菜头、莱菔，日本称为大根。

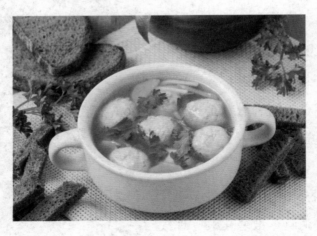

生萝卜可以杀菌、消肿止痛；熟萝卜很营养；咸萝卜干可消胀气、开胃口。总的来说，萝卜性平、味辛甘，有理气、补虚、行滞、祛痰、止咳、消食、化积、散瘀、止血、解毒、醒酒和利尿等功效，是非常有用的食物。所以，宿醉头痛可吃些萝卜来调身体。

柿饼

其可帮助缓解因干咳引起的头痛，也可缓解因时常便秘引起的头痛，如蹲在厕所时苦于大便无法顺利排出，导致浊气往头上冲而不舒服。柿子含有的羟基丙氨酸能提高肝脏对酒精的解毒作用，因此柿子对防治宿醉头痛颇有用。

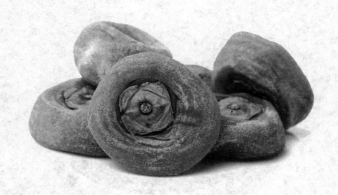

柿饼为半湿果干，含水量约 50%，可帮助消化、健骨、整肠、预防且改善便秘。《本草备要》：柿干，其性涩平，味甘，为脾肺血分之药，能健脾涩肠，润肺宁嗽，而消宿血，常用于治疗肺痿热咳、咯血反胃、便秘、肠风痔漏。

酸梅、梅粉

其可帮助缓解因喝酒过量所引起的头痛；紫苏梅可帮助消除因感冒所引起的头痛；茶梅可帮助舒缓因过饱或胀气所引发的头痛。所有梅子对颈部僵硬或喉咙痛引起的头痛都有缓解作用。

酸梅为蔷薇科植物梅的果实,生津止渴,含有丰富的有机酸、钙和铁,是碱性食物,能活化肝脏功能。梅粉可撒在水果上,一则减少水果的凉性,一则助消化、增美味。《本草备要》中提到:"乌梅性味酸涩而温,脾肺血分之果,功能敛肺、涩肠、涌痰消肿、清热解毒、生津止渴及醒酒杀虫。主治久咳、泻痢、瘴疟、霍乱、吐逆反胃、劳热骨蒸、安蛔厥、去黑痣、蚀恶肉。唯多食损齿伤筋。"

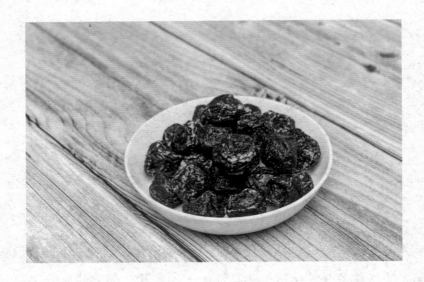

橄榄

其可帮助缓解因为吃太饱、胀气所引起的头痛。

橄榄为橄榄科植物橄榄树的果实,味酸甘微涩,性温,入肺、胃经,能止渴生津,清热解毒、利咽喉、化痰,常用于咽喉肿痛、痰涎壅盛、癫痫、烦闷、胀气等症,能解河豚、鱼鳖、酒毒,及喉咙卡到鱼骨头。

橄榄含蛋白质、脂肪、糖类、烟酸、香树脂醇、鞣酸、维生素 A、维生素 B_1、维生素 B_2、维生素 C、维生素 E、钙、铁、镁、锰、钾、钠、铜、锌、硒及挥发油等营养物质。在菜市场里，黄橄榄较能助消化开胃口，黑橄榄较能化痰止咳，红橄榄则是辣的居多，过瘾而已。

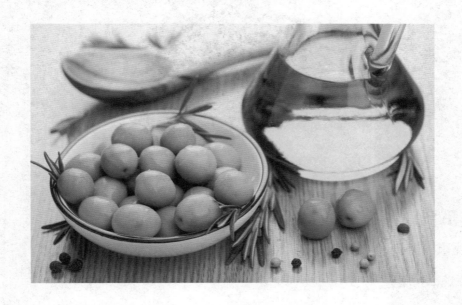

金针汤

其可帮助缓解因为烦闷压抑所引起的头痛。

简单做法

干的金针菜，一二碗的量，将水煮开后，放入金针菜，再煮滚两三分钟，加些葱花及盐即可。

金针菜，百合科，其性平，无毒，味甘，主安五脏，利心志，令心好欢乐无忧，轻身，明目，具有止血、清热消炎及解郁的功效，含丰富的胡萝卜素、维生素 B_1、烟酸、钙、磷、铁等。目前市面上流行吃新鲜的金针，但要注意新鲜金针叶里的秋水仙碱含量较多，假如一次吃太大多，食后半小时容易引起恶心、呕吐或腹疼等中毒现象。

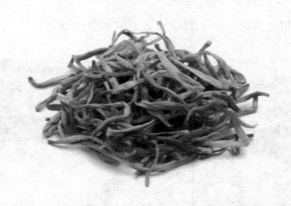

苦瓜汤

其可帮助缓解因为火气大或血糖高所引起的头部不适。

简单做法

生苦瓜一条，洗净，切开去子，切成片状，用一小锅加水七分满，放入苦瓜，煮至苦瓜熟，加适量的盐即可。

苦瓜，属葫芦科，苦瓜属，其性寒味苦，具有清热、去火、消暑、明目和解毒的作用，苦瓜中含有奎宁、苦瓜苷、膳食纤维和维生素 C，具有抗氧化、降血糖的作用。

冬瓜汤

其可帮助缓解身体湿重或水肿所引发的头胀闷痛。

简单做法

至菜场购买 4~5 厘米厚的生冬瓜片，洗净，切成小块状，用一小锅加水七分满，放入冬瓜块，煮至瓜熟透，加适量的盐即可。

冬瓜，葫芦科。其性微寒，味甘，能消暑化湿及利水退肿，很适合体白发福又湿重的人。

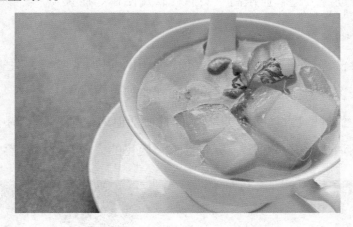

青菜汤

其可帮助缓解偏头痛和侧面头痛。

简单做法

将一大把青菜（如地瓜叶、空心菜等）洗净，切掉根部，切成小段，放入锅中，加入适量的水，煮滚，加适量盐即可。

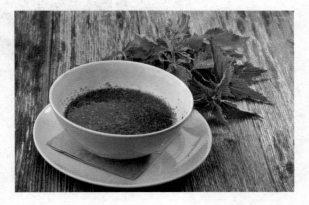

很多小吃店或面店都有青菜汤、青菜豆腐汤、青菜蛋花汤或烫青菜，其实青菜汤最适合肝脏疲惫的人食用，尤其头部两侧有紧箍的感觉的人，多吃青菜汤就会舒服了。因为绿色蔬菜最能帮助肝功能的恢复。

烫菠菜

其可帮助患者缓解血压高、头痛目眩及便秘等症状。

简单做法

将菠菜洗净，切掉根部，切成数段，用小锅加水煮滚，关火，将菠菜放进锅中十多秒，捞起来，加适量酱油拌匀即可。

菠菜，藜科植物，性冷，味甘，能补血活血通血脉、下气调中利五脏、止渴润肠助消化。有高血压、头痛目眩、便秘的人可常吃烫菠菜。

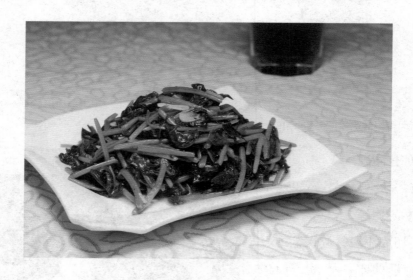

烫莴苣叶

其可帮助缓解肝疲劳、头痛及眼睛不适。

简单做法

将莴苣叶洗净，切掉根部，切成数段，用小锅加水煮滚，关火，将莴苣叶放进锅中十多秒，捞起来，加适量酱油拌匀即可。

莴苣菊科植物。

莴苣营养丰富，含维生素 A、维生素 B_1、维生素 B_2、维生素 C、蛋白质、叶绿素、钙、磷、铁等。它还是一种"亚硝酸盐阻断剂"，是天然防癌食物。

紫菜汤

其可帮助缓解因压力大、脖子僵硬、颈部两侧淋巴结节（小肿球）引起的头颈不适。

简单做法

至超市或市场购买干的紫菜即冲包，加热开水冲开即可。

日式小吃店也常卖紫菜汤或紫菜蛋花汤，紫菜咸咸的滑滑的，属红藻门，红毛菜科，是广温性海藻，能软化坚硬之物，又含丰富钙质可助稳定神经。

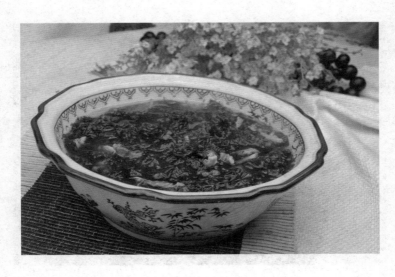

烧仙草

烧仙草可缓解身体燥热且头部不适等症状。

简单做法

烧仙草

材料：烧仙草液三碗量，水五碗量，赤砂糖一碗量。

勾芡材料：太白粉 60 克，水一碗半，一起混合搅拌均匀后备用。

作法：

（1）将烧仙草液和水倒入大锅混合搅匀后，以中火烧滚。

（2）一边搅拌一边加入赤砂糖，直到糖溶解，继续煮直到溶液再次煮沸。

（3）用勺子撇出浮在水面上的泡沫。

（4）将拌匀的勾芡水倒入锅中，水滚后熄火。

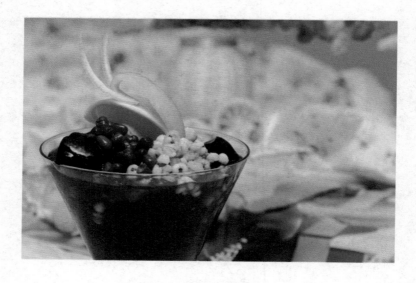

绿豆汤、红豆汤

绿豆汤可缓解肝火大、颈硬、皮肤差、头胀不适等症状。

红豆汤可缓解头虚痛且身体湿重等症状。

一碗生绿豆或红豆，洗净，放入电饭锅内锅，加水，按下"汤粥"按钮，待电饭锅焖煮程序完成后，再闷五分钟左右，加入适量的糖即可。

一些南方的城市有许多招牌美食，其中尤以烧仙草、绿豆汤和红豆汤最受欢迎。

仙草，唇形科植物，又称仙人冻、仙人草、凉粉草，性凉，味甘、淡，富有胶质，能滋润皮肤且能利尿清热，对于身体燥热且头部不舒服者非常有用。根据说明，仙草之名称首见于《中国药植图鉴》，在《职方典》称为仙人草，又称为田草、洗草、仙草冻、仙草干、仙草舅。

绿豆，豆科植物，其性凉，味甘，入心、胃经，有清热、解毒、明目、降压、消暑等功效。绿豆汤一样能利尿清热，对于肝火大、颈硬、皮肤差，且头胀不适者能产生一定的作用。

红豆，豆科植物，性凉，味甘、酸。红豆汤可补血、利尿除湿，对于头虚痛且身体湿重的人有用。

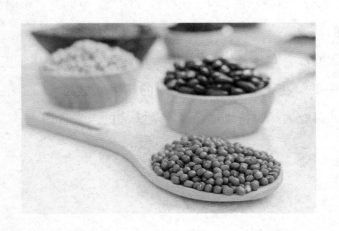

杏仁茶

其可缓解头痛、咳嗽、发冷等症状。

简单做法

在市场或超市购买杏仁粉，回家直接以热开水冲泡即可。

杏仁，为蔷薇科植物杏等的种子，其性微温，味苦，有祛痰止咳、平喘、润肠等作用。

其实热的杏仁茶很适合伤风头痛、咳嗽、发冷的人，因为它能顺气化痰，祛除寒气，提供能量。

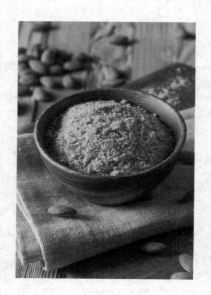

芥末花生

其可帮助缓解鼻塞、头痛。

山葵（芥末），属十字花科，喜阴性多年生草本植物，其性热，味辛，含蛋白质、脂肪、水分、糖类、钙、磷、铁等营养物质，有通窍、杀菌、利尿、发汗和增加食欲的功效。

市场中的干货摊常会有各式各样的花生，有生花生、炒花生、黑花生、绿色花生等，其中的绿花生就是裹着芥末粉的花生，吃起来味道很冲，一下子就能使堵塞的鼻腔通畅，特别适合鼻塞、头痛的人来食用。

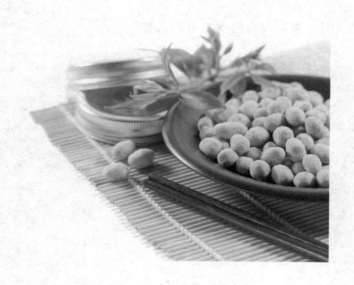

莲藕

其可帮助缓解血浊、血压高、动脉硬化、颈部僵硬、头痛等症状。

简单做法

生莲藕两节，洗净，削皮，切成小块，加水煮，至水呈暗红色，再加适量的糖即成莲藕茶。

藕节，为睡莲科植物莲的根茎节，其性平，味甘、涩，能散瘀、止血。

市场中也有售卖糖莲藕、醋莲藕片、莲藕汤、莲藕茶、生莲藕、莲藕粉等产品的摊点，那些莲藕制品有洗净的，也有还带点土表示是天然，没有用药水洗过的，让人吃得安心。事实上，不管哪一种莲藕制品对身体的好处都特别多，因为莲藕能去瘀生新，是"血管的清道夫"。

由体内循环不佳等原因引起的头痛应该多食用莲藕，持续食用相关食品会使相应症状减轻。此外，宿醉引起的头痛也可通过食用莲藕缓解。可将生莲藕氽烫一下，切成小块，再加些白开水及少量的糖，放入果汁机，打成果汁喝，因为莲藕也有解渴、解酒毒作用。

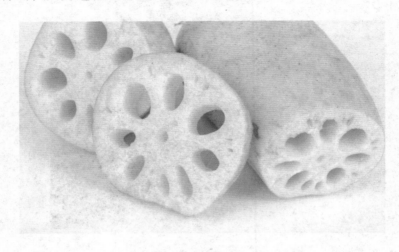

冬瓜茶

其可缓解面赤、体热、头胀等不适症状。

简单做法

至市场购买冬瓜茶砖，取一碗量，加水十碗煮，煮至呈现茶色即可，依自己喜好的浓淡增减冬瓜茶砖的量。

冬瓜茶有很好的利尿作用，喝冬瓜茶后排尿会变多，身体的热胀就会消除大半。冬瓜通常生长在夏季，耐贮藏，如无伤痕或虫蛀，可贮存到冬天，所以叫作冬瓜。冬瓜经挑选、削皮、去子、切条块后，与糖熬煮搅动；配合冬瓜、砂糖、水、焦糖的比例，熬煮至水分蒸发凝块，切成方块则为冬瓜糖块。自行烹煮冬瓜糖块，使其融化成茶汤，即可食用。

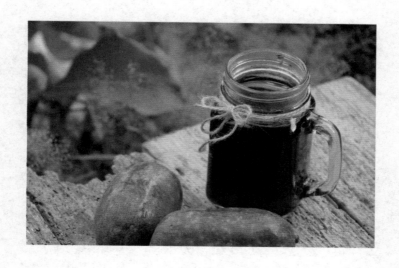

葱、蒜

其可缓解伤风头痛。

简单做法

将一条青葱或一个蒜头（去膜）洗净，切碎，加入煮好的汤中吃掉；或以棉球包着葱花或蒜泥，塞入鼻孔数分钟至半小时，能立即通窍解痛。

葱白，为百合科植物葱的鳞茎，性温，味辛，能祛风发汗、发表、解毒、散瘀消肿、驱虫，对于风寒引起的头痛，如鼻塞、头痛、流涕，以及跌打损伤导致的头部瘀伤有奇效。有时候光闻它的味道就有帮助，因为它能通窍，倘若喝汤时能切些葱花，吃下去更佳。

大蒜，为百合科植物，性温，味辛，有解毒、健胃、杀虫、消肿、下气、祛风、通窍、杀菌等作用，对于伤风头痛同样有极好的作用，不论切碎放在酱油中调味，或放在粥、汤中吃下，都有缓解感冒头痛的作用。

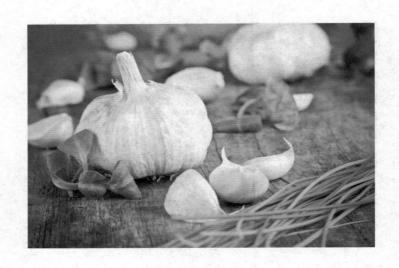

炒茄子、烫茄子

其可缓解高血压或动脉粥样硬化引发的头痛。

简单做法

茄子洗净，切块，先以蒜头爆香，再放入茄块，加一点点水，炒一下，待茄子软化加适量的盐即可。

茄子，性凉，味甘，能清热解毒、活血止痛、利尿消肿，且含丰富的维生素 P，对于高血压或动脉粥样硬化引发的头痛颇有帮助，可预防脑溢血。

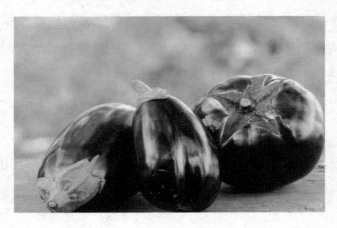

炒黑木耳、凉拌黑木耳

其可缓解高血压、血管硬化引起的头痛。

简单做法

黑木耳洗净，切丝，先以姜爆香，放一些水，炒一炒，再加适量的盐即可，可与其他蔬菜同炒。

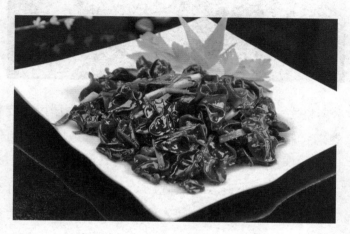

黑木耳，性平，味甘，能活血、止血、化瘀、滋阴、益胃、润肺、清肠，对血管病变及癌症有一定作用。其含丰富的蛋白质、维生素 B_2、维生素 C、钙、铁等营养物质，因而成为亚洲地区颇受欢迎的烹调食用菌类。依据现代医学的研究成果，黑木耳能降低血液黏稠度，预防或溶解血栓，缓解冠状动脉粥状硬化等，利用价值颇高，因此已有人萃取其丰富营养成分制成胶囊，方便服用。

小米粥

其可缓解头痛且胃酸过多（消化性溃疡）等症状。

简单做法

小米一碗量，放入电饭锅内锅，加水七分满，煮好即可。

小米能健脾补血、保护胃气。

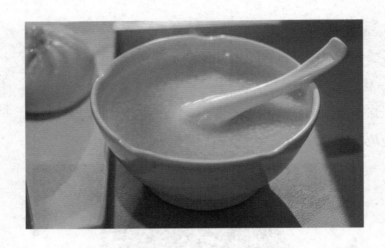

　　小米为禾本科之一年生作物，又名粟，为我国南方居民主要粮食之一，用于煮饭、煮粥、制饴、酿酒等，风味特殊。小米虽属于杂粮作物，但是种类较多，包括粳性小米、糯性小米、黄小米、白小米、绿小米、黑小米及香小米等。小米米粒较小，容易烹煮，又具有特殊的风味且有耐贮藏的特性。明代李时珍《本草纲目》记载："粟米气味咸，微寒无毒，主治养肾气，去脾胃中热；益气，陈者苦寒，治胃热消渴，利小便。"小米谷粒在碾制过程中胚芽部分营养价值能完全保存，富含B族维生素、维生素E、膳食纤维、有机硒、钙、铁等营养物质。纤维素含量非常高（8.6%），仅低于燕麦和糙米，这些成分对心脑血管疾病、皮肤病、癌症等病症有预防作用，是理想的食疗食品。除糖类外，蛋白质、B族维生素、矿物质元素等均高于其他谷物。特别是蛋白质中的氨基酸种类齐全，小米含有人体必需的八种氨基酸，其中蛋氨酸、色氨酸两种必需氨基酸的含量均明显高于其他谷物，蛋氨酸分别是大米的3.2倍、小麦和玉米的2.6倍，色氨酸分别是玉米的3.0倍、大米和小麦的1.6倍。和其他谷物相比，其必需氨基酸含量基本上接近或高于联合国粮食及农业组织（FAO）建议标准（但赖氨酸只有标准的41.6%，是小米的第一限制性氨基酸）。补充赖氨酸后可成为理想的天然氨基酸营养源。同时，小米蛋白是一种低过敏性蛋白，是一种安全性较高、适合婴幼儿的理想食品基料。

洛神花茶、洛神花干

洛神花可缓解高血压、烦躁发热引起的头痛，以及更年期发热引起的头痛。

简单做法

将一碗量的干洛神花放入 10 人份电饭锅内锅，加水八分满，待电饭锅焖煮程序完成后，加入适量的赤砂糖或冰糖即可。

洛神花，锦葵科，一年生木质状草本植物，其性微寒，味苦，有清热、解渴、止热咳、降血压的作用。而洛神花萃取物中丰富的植物性雌激素成分，可预防乳癌、子宫内膜癌、前列腺癌，亦可补充女性激素的不足，减少罹患骨质疏松症的概率，同时可减轻妇女更年期产生的不适症状。种植洛神花，可以将种子埋在地下发芽生长，也可以用插枝法，繁殖力非常强。一株枝叶茂盛的洛神树，其直径有 1~2 米，每年秋冬之际收获时，可以看到一望无际的紫红色洛神花海，煞是好看。制造洛神花茶是将收成后的花朵洗净、干燥、浓缩、烘干，再密封储存的。

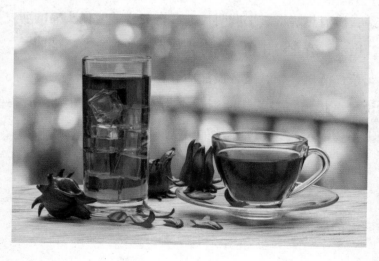

可在便利商店买到的食疗妙方

普洱茶、菊花茶、绿茶、玫瑰花茶

许多胆固醇或体内脂肪较高的朋友，只要肉类肉汤吃多一点，就会引发头痛。此时不妨赶紧喝一罐普洱茶，马上会觉得轻松起来。

我国各地的研究机构提供了数据，以说明喝普洱茶的好处。

台湾大学食品科技研究所：普洱茶确有助于降低血浆胆固醇、三酰甘油、游离脂肪酸及胆固醇性脂肪肝水平。

云南昆明医学院：普洱茶有杀死癌细胞、抗突变、防癌及减肥降血脂作用。

事实上，便利商店中茶类花样繁多，每一种茶因品种、制法不一样，就有不同的作用，例如：

菊花茶，能清热解毒、平肝明目，适合肝疲劳或偏头痛的朋友。

绿茶，微涩，有止泻作用，适合大便水水的且有头痛的朋友。

玫瑰花茶，清血养颜，适合血浊而有头痛的朋友。

俗话说早茶提神，午茶帮助消化食物，晚茶影响睡眠，凉茶伤胃，因此建议晚上不要喝茶，并且买不冰的，免得伤身。

酸梅汤

清凉解渴的酸梅汤可帮助：

（1）中暑头痛的人（要喝凉的酸梅汤）。

（2）咳嗽且头痛的人（要喝温的酸梅汤，能敛肺止咳）。

（3）腹泻兼有头痛的人（要喝热的酸梅汤，能涩肠止泻）。

（4）喉咙发炎疼痛且头部不适者（喝凉的酸梅汤，且要小口小口地咽下，以抑菌解痛）。

酸梅，为蔷薇科植物梅的果实，含有丰富的有机酸，有收敛、生津止渴、敛肺、涩肠、抑菌、驱虫等作用。

蜂蜜仙草茶

蜂蜜、仙草都有黏黏滑滑的胶质营养，能滋润、去火、修补，对于身体燥热且有头痛便秘的人，或是手脚会皲裂且常头部不适的人非常有帮助。

蜂蜜，为蜜蜂科昆虫中华蜜蜂或意大利蜜蜂等所酿的蜜，其性平，味甘，有滋养、润燥、解毒作用。

桂圆红枣茶

其可帮助缓解健忘失眠且头部不适等症状。

桂圆（龙眼），为无患子科植物龙眼的假种皮，性温，味甘，能补益心脾，养血安神，长智。

大枣（红枣）为鼠李科植物枣的成熟果实，性温，味甘，能补脾和胃，益气生津，调和诸药，亦能补血气与健脑，最适合睡不好、健忘且头部不适的朋友食用。

果汁醋

其可帮助缓解疲劳和头痛。

醋能杀菌、开胃、消积、化瘀。

葡萄柚汁

其可帮助缓解食肉后的头部不适。

葡萄柚，芸香科，含有许多天然的成分，如维生素 A、维生素 C，它的氨基酸、果酸、类黄酮等可帮助净化肌肤及瘦身，因此许多朋友为了减重与养颜美容猛吃它，结果产生一些不良的后果。事实上，葡萄柚性寒，体弱或身冷之人摄取过量即会伤胃气，使得自己的消化功能及免疫力变差。但葡萄柚确实能帮助清除体内过多的脂肪，若吃了大量肉类或较油腻的食物，建议在两餐之间喝些葡萄柚汁，一方面解油，另一方面能帮助减轻身体负担所引起的头痛。

记得喝时不要加冰，且不可与其他药物一起服用，特别是降血压药，可能会产生血压严重低下及心肌局部缺血等危险。同服痛风药、镇静安眠药也都可能产生严重的不良反应。

葡萄汁

其可帮助缓解头晕缺血、体质衰弱等症状。

葡萄，《滇南本草》"说其可大补血气，舒筋活络"。《神农本草经》记载其可"主筋骨湿痹，益气倍力强志，令人肥健，耐饥忍风寒，久食轻身不老延年，可作酒"。总之，葡萄能补血、强心健脑、益气倍力，令人转弱为强。记得喝时不要加冰。

绿豆薏仁汤

其可帮助缓解血压高、视力减退且有头痛等症状。

绿豆，豆科植物，其性凉，味甘，入心、胃经，有清热、解毒、明目、降压、消暑等功效，对高血压、高血脂、动脉硬化、视力减弱、皮肤病、食物中毒等有一定疗效。

薏苡仁，为禾本科植物薏苡的种仁。其性凉，味甘、淡，能健脾补肺、渗湿排脓。

简单运动篇

2008 年春节时，我的儿子买了一本《逝去的武林》，顺手拿来翻阅，原来是一本清末民初时期的真实武林侠事，其中详实地讲述了几位武艺高强又行侠仗义的形意门大师的故事，也详列了许多武学要领和口诀，令人不禁向往当年的武林盛会。

现代人事忙心烦，睡眠不足，会出现头重脚轻、右重左轻、前重后轻的情况。于是我也跟着书中所言练了部分"武功"，发觉"站桩功"对身体颇有帮助，尤其能将上半身的烦浊之气往下导引。当上下左右前后平衡时，即可减少许多身体的疾病，尤其对缓解头部的疼痛与不适有很大的作用，故将自己的一些练功体会与大家共享。

站桩

练武者不论练习哪一种站桩，必先正其尾椎，尾椎太重要了，因为只要尾椎稍有不正，一定会影响整条脊椎的端正，当然就会使整个身形都七扭八歪了。倘若尾闾之气不顺，整条督脉（脊椎）的运行会处处凝滞，自然而然头目无法清明。

当我们疲劳时，为什么不由自主地就会伸懒腰？因为，伸懒腰可以马上调整整个脊椎，从尾椎一直使每一节脊椎都得到放松，不再紧绷。所以，

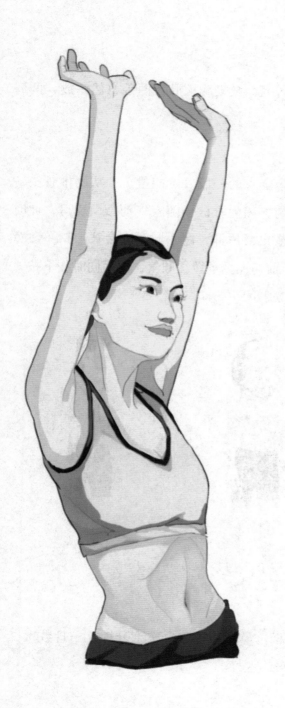

当你觉得头痛、头重、头脑不清楚或心情不舒畅的时候，最简单的调整法就是伸懒腰。这样身体的不适就可马上得到缓解。而另一种可缓解头痛且能同时强健体魄的方法就是尾椎站桩法。

尾椎站桩功疗法

预备式

取站姿，两脚平行分开与肩同宽，微挺胸缩肚，两手自然垂放，两肩微提，先缓缓鼻吸鼻吐几次。

正式练

鼻缓缓吸气，集中意念，聚集全身的一股气（能量），从尾椎骨头一节一节顶上去升上去，直到后脑勺，因为脊柱会随着气动微微反弓，此时身体自然而然就会微微后仰，脑袋也会后仰，两手同时亦会往上抬（注意身体的平衡）；然后，下巴突然向前勾，鼻子缓缓吐气，两手同时往下按，脊椎骨也一节一节退下来，直到气退至尾椎末。

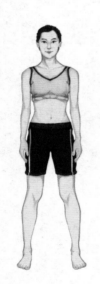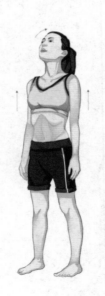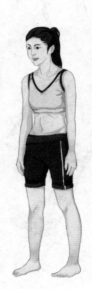

如此重复练习，鼻吸后展脊椎，鼻吐松椎，每次十分钟，一日数次，自然可以去除顽固的头痛，并使身体变好。

腹式呼吸站桩功

　　取站姿，两脚分开而平行，大约比肩膀稍宽，两手自然垂放，微蹲，松腰落胯且微微提臀。

　　以鼻子缓缓吐气，同时像打太极拳一般，将小腹很慢很沉地缓缓鼓起，持续鼓胀一会儿，全身上下似钢，好像每一寸肌肤都鼓着气；接着，以鼻子缓缓吸气，同时再很慢很沉地缓缓缩回肚子，尽量使腹部扁缩，好像每一寸肌肤都扁缩一样；如此重复练习，鼻吸胀腹，鼻吐缩腹，经常练习，得了要领，坐着、躺着都能让肚子打太极拳。

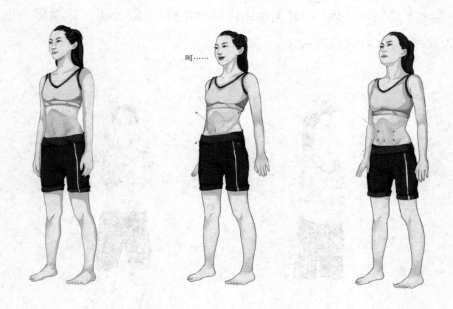

呵……

　　继续练下去，发觉不仅可消除头痛，还能强壮男性性能力、胃肠功能，减少尿频、肾虚的毛病。

抖功站桩功

取站姿，两脚分开而平行，大约比肩膀稍宽，两手自然垂放，微蹲，腰要松，胯要沉，且微微提臀。

当持续站着时，有一个要点，每隔一阵子要浑身抖一抖，意即每一寸肌层都要微微由内而外地抖一抖。这种抖动不是大的动作，从外表是看不太出来的，但抖的内劲要很深很强，需多练才能体会那劲道。

传说熊在冬眠时，每隔几天它就会自发性地浑身颤抖，否则身体会僵滞不动，产生障碍。很多人为什么站桩时无法持续下去，就是缺了这抖一抖。注意，是很细致地、很轻微地由内而外地抖一抖，如此一来就能养生了，也能享受这站桩功的好处。

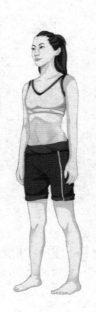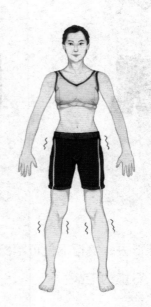

9种软运动

有时候剧烈运动会引发头痛，尤其是偏头痛。但中外许多研究都证明，适当的运动确实能减少头痛发作的次数或减轻疼痛的程度。特别是一个平常就不运动的头痛患者，每周运动 3 次，每次 30 分钟，大约实行十个星期之后，他的头痛次数可减到从前的一半以下。

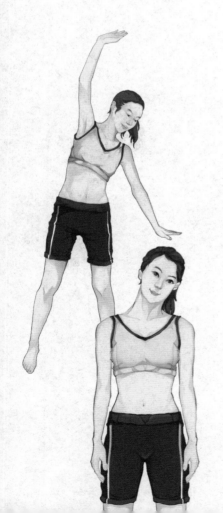

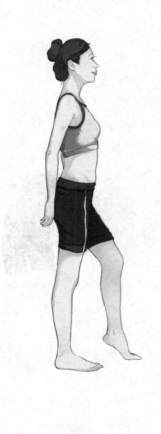

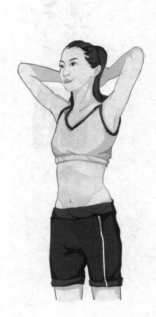

抱头弯腰

本式可帮助头部、颈椎及胸椎的循环。

方法：

双手十指交叉相叠在一起，放在脑后，抱头慢慢往膝盖中间弯下，弯到不能弯为止，同时慢慢由嘴巴吐气（这样可调整督脉、顺畅整条脊椎的气血）。

起身的同时由鼻子慢慢吸气。

每天可随时重复做几次，不一定头痛才做，消除疲劳很有用的哦！您马上试试看，轻松一下，更有精神打拼。

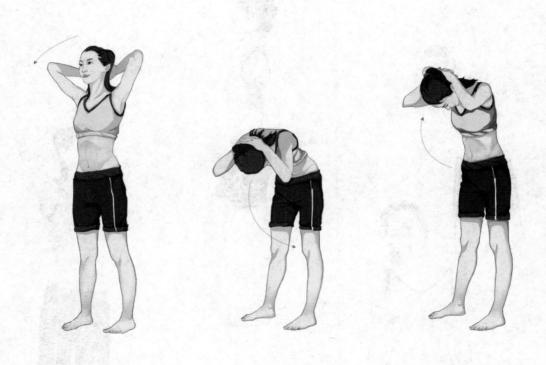

原地自转

本式能使头部的平衡功能更稳，使头部侧面及前后的循环变佳。

方法：

身体在原地自己转圈子，用一点脚尖带着转，好像陀螺一样，男性先左转九圈，再右转九圈，女性先右转九圈，再转左九圈，因为男生的气由左自右流动，女生的气由右至左流动，所谓男左女右也。等到自己身体比较适应转圈子，每次可多转几圈。

当您可转很多圈，而身体不会有任何不适，那表示身心状况进步了。而且越转身体越轻盈，体内的许多系统都会自我调节与重整，好像逐步更新一样。

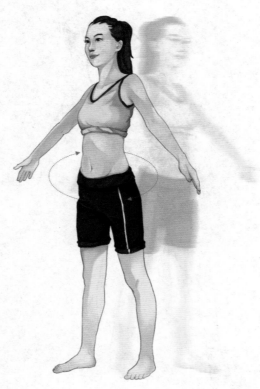

侧滚翻

　　常做侧滚翻，可帮助减少偏头痛的发生。

　　因为身体的两侧均属足厥阴肝经与足少阳胆经的循环路线管辖区域，在没有发作侧头痛或偏头痛时常做侧滚翻的运动，可促进身体内外侧的气血循环，越做会越顺，自然而然就减少了头痛发生的概率。

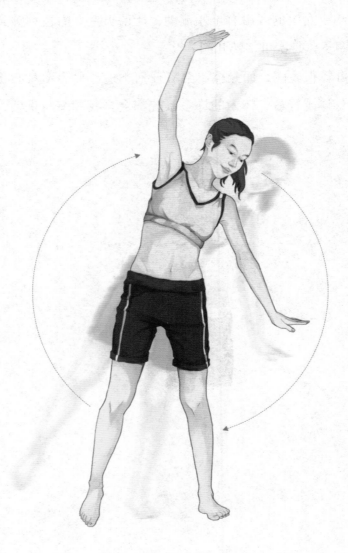

前滚翻

常做前滚翻，可帮助减少后头痛或头顶痛的发生。

连续几个前滚翻，可串联身体的前后中线，及连通任脉与督脉，使身体的小宇宙圈顺畅，活络气血。督脉经过后头部及巅顶中线，自然而然头顶痛及后头痛都会改善。

记得做之前，要先暖身，使身体柔软，并使用厚的塑料垫，以免发生危险。

半倒立

可帮助缓解风一吹就头痛或感冒引起的头痛。

半倒立，即躺下来，不用枕头，把双脚举在半空中，尽量垂直，双手撑在腰际，支持五分钟。

可促进头部的血液循环，并产生脑内吗啡，激发脑下腺的激素分泌，更新脑细胞。

倒走

可帮助解决头部晕痛的问题。

每日倒退走二十分钟，能刺激小脑更加活络，使神经系统的传导与平衡更稳定，并减低头部的压力。也有人认为倒退走可帮助减肥与矫正驼背。

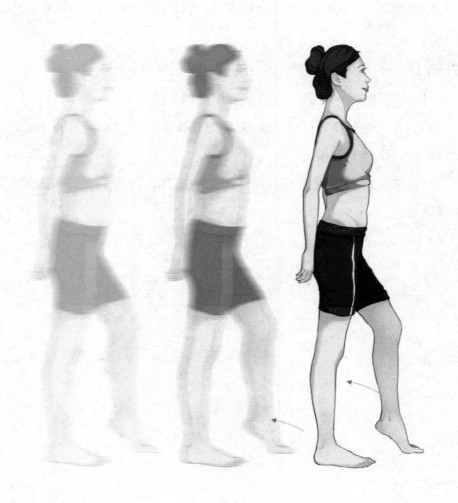

摇头晃脑

可缓解侧头痛、偏头痛或头和肩颈都痛的症状。

坐姿，头左右摇晃如钟摆，每次摇晃三分钟，一日数次。当您常常摇头晃脑时，动着动着，您会发觉连肩颈僵硬和酸痛都逐渐缓解，甚至连脸上的青春痘或斑点都逐渐淡化或消失了，那是因为当我们摇头晃脑时，会使颈动脉、脸部和头部的循环都跟着变好。千万记住，不要将头转圆圈，容易有不良反应。

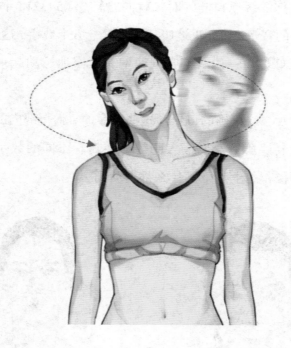

数字气功

123456 吸气……   654321 吐气……

这是我在练习气功共振时所体会出来的一套非常简单的运动内脏方法。一般而言，大部分平常的运动都是作用在皮筋骨，作用到深层内脏的运动很少，如果有的话，可能都要大费周章，运动个半死才能达到这个效果。因此，我就想了一个法子，用最好记也最不费力的运动方式，就可调到内脏深处，何乐而不为呢？

当您缓缓以鼻子吸气时，就同时轻念 123456，但不发出声音或只出很轻很轻的音量；当您缓缓以口吐气时，就同时轻念 654321，同样不发出声音或只出很轻很轻的音量；如此重复吸气吐气轻念 6 个数字，达数分钟之久。此时您会发现怎么好像每一内脏都会规律地有层次地运动起来，而且身体越来越感觉舒服。

这是因为当您专心以正确的口形念这些数字时，胸腹部内的所有器官，包括心、肺、肝、胃、脾、小肠、大肠等都会随着不同的数字跳跃，一会儿上楼，一会儿下楼，忽上忽下，什么都运动到了。

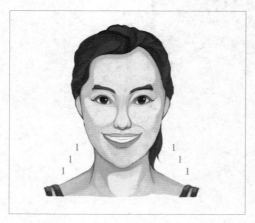 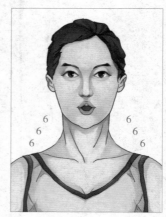

转眼运动

睁眼及闭眼七次、转动眼珠
左右各七圈，可立即增强视力、
减少头部的压力，尤其对眼病所
引起的头痛特别有帮助，如眼疲
劳头痛、眼压过高头痛、眼镜不
适引发的头痛等。

转眼珠时，头不可跟着转动。
一天可多做几次。转眼球的时候，
在眼睛的四个角落要停留稍长一
秒，可使眼睛周围的肌肉得到适
当的运动，及促进周边的循环。
循环好，功能才会正常。

几个月前在电视节目中，看
到有位日本棒球教练接受访问，
他虽然年近六十，但眼力还是非
常好，看报纸也不用戴眼镜，而
且几乎都不曾头痛，他说从年轻
时打棒球就开始转眼珠，随时随
地都做，一心只想练好投球的眼
力，没想到一辈子眼睛及头部循
环都保持良好的状态。

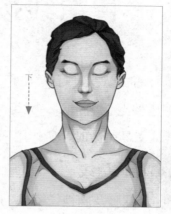
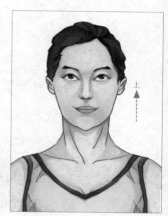
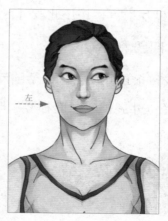
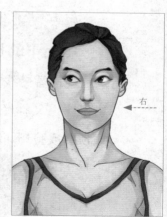

按摩篇

智慧线按压法

通过对手掌心的智慧线进行指压亦可缓解头痛。通常每一个人的智慧线都是从食指下延伸至无名指下，但每一段的器官反射区不一样，因此当我们按压或用其他工具刺激时，所作用到的头部部位也不同。

食指下的那段智慧线

前 1/3 是小脑，延脑及脑神经第 9、10、11、12 对反射区（舌咽神经、迷走神经、副神经、舌下神经），按压此段可帮助疏解后脑的疼痛。

中 1/3 是枕叶反射区，按压此段可帮助疏解后脑枕骨周围的疼痛。

后 1/3 是颞叶反射区，按压此段可帮助疏解侧头痛。

中指下的那段智慧线

此段智慧线包括顶叶反射区，桥脑反射区，脑神经第 5、6、7、8 对反射区（三叉神经、外展神经、面神经、听神经），按压此段可帮助疏解头巅顶痛或脸颊痛。

无名指下的那段智慧线

此段智慧线包括额叶反射区，中脑反射区，脑神经第 1、2、3、4 对反射区（嗅神经、视神经、动眼神经、滑车神经），按压此段可帮助疏解额角痛或眼窝后方的头痛。

小棒槌轻敲法

　　《黄帝内经》记载："病在上，则治下。"也就是说，在治疗头痛时按摩足部，有很好的缓解作用。当脚底血液循环变好时，头痛症状会有减轻很多。我们可以用小棒槌自行敲敲脚底按摩。

　　小棒槌可以敲足底，也可轻敲后脑，轻微的共振，可马上促进头部的气血循环。可以边看电视边敲脚底与头后部。

　　倘若没有这种工具，用自己的拳头来敲也行。

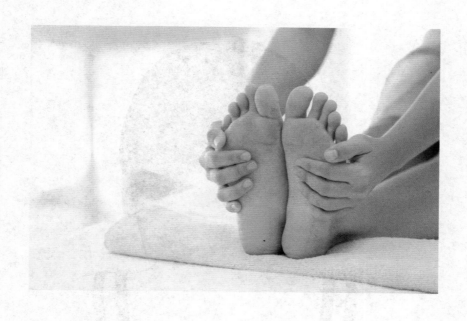

五方位按压法

在头部大约东、南、西、北、中央的位置，即头顶中心、前后发际正中、左右耳上缘五处，施以按摩指压，可马上帮助改善整个头部的气血循环，可减轻头痛的程度，减少头痛的发作次数。

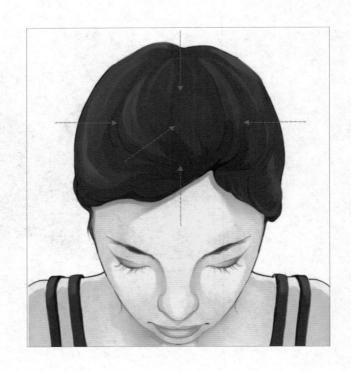

眼眶按压法

　　《黄帝内经》记载"五脏六腑之精气皆上注于目"，即连接五脏六腑的经脉都在眼睛处汇集，其中包括足厥阴肝经、手少阴心经、足阳明胃经、足少阳胆经等经脉，而到达眼睛周围的经络有任脉、阴跷、阳跷、足太阳膀胱经、手太阳小肠经、手少阳三焦经。因此当我们体内有滞涩问题时，眼睛周围都会有循环瘀滞的情况出现。所以在眼眶的内外找到酸或痛的区域，加以按压，每次 30 秒至 3 分钟不等，也可立即疏解头部的不适感。

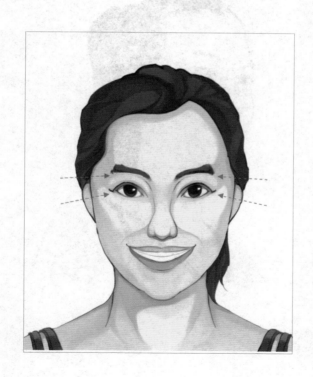

耳轮摩擦法

　　左右手以手掌盖住左右耳，同时由前往后绕圈子按摩耳朵边缘（耳轮）5~10分钟，每日数回。如此，可促进全身的循环，减少头痛的发生。另外，晨起赖床时先按摩耳轮，能增强身体抵抗力。

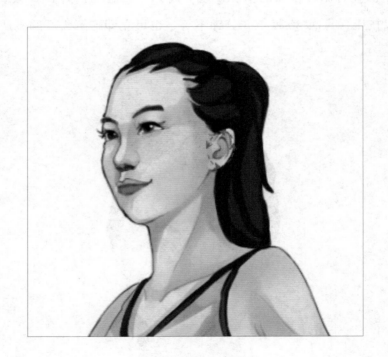

三角按摩法

　　许多中医前辈在临床实验中发现，对身体上的三个角进行针灸或按摩，可使其形成一个特殊的能量治疗区，能迅速达到疗效，因此我们可在以下许多三角点施以按摩，来缓解我们的头痛。

　　例如：

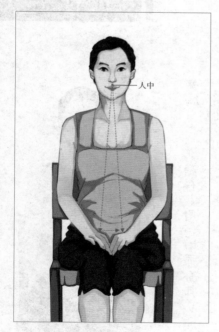

▼人中+两手虎口：强心增氧并止痛

人中

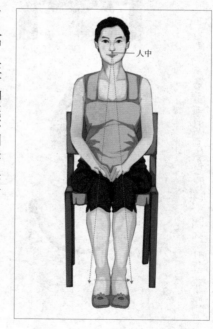

▼人中+左右脚底：调降血压

人中

▼ 肚脐＋左右下腹：消化食物解胀气

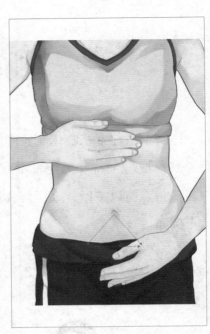

▼ 胸口＋左右手心：强心增氧助循环

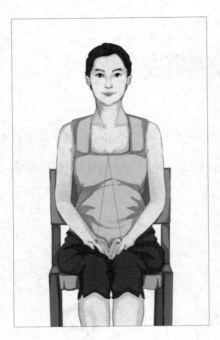

▼ 胸口＋胸部左右上角：增强心肺功能，促进脑部循环

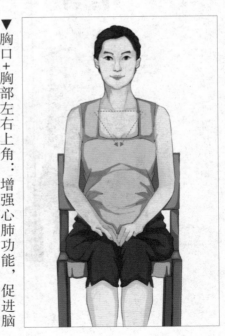

▼ 后颈根＋左右后腰：调颈舒背兼松腰

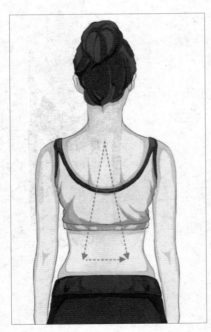

手脚拇指按摩法

　　手和脚的大拇指都是头部所有器官最主要的反射区，因此若是常常按压手和脚的大拇指，就能刺激头部各部位的血液循环，自然而然可缓解头痛和头晕的情况。

右拇指反射区示意图：

　　脚大拇指的反射区与手大拇指的类似，可参考手大拇指的反射区仔细按压。

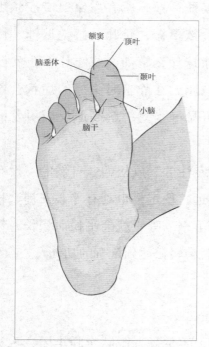

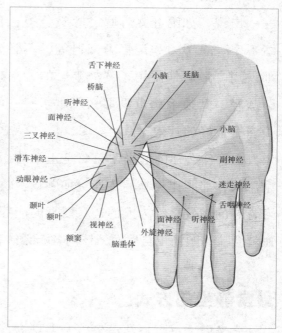

其他篇

静坐

有位好朋友某日跟着旅行团去西藏旅游，他说刚到西藏地区就已感觉缺氧，越往里走，高度越上升，空气就更稀薄，气压就越低。为了使血液维持人体所需的含氧量，必须增加红细胞的含量，但人体自动增加红细胞的含量至少需要一星期。他们旅游团每天的行程都十分紧凑，结果导致他整天头痛，整个头好像快要爆炸一样，所有高原反应症状也一一出现，如呕吐、耳鸣、呼吸急迫、食欲不振、嗜睡、感觉迟钝、情绪不宁、思考力和记忆力减退等，不管涂抹什么精油，或吃什么止痛药都没用。最后他便用了"静坐"的方法减压，在静坐时头痛的症状会逐渐减轻，其他毛病也没那么严重了——可见静坐对缓解高原反应引发的头痛有很好的疗效。

不管什么样的静坐，只要是正派的、专注的、放松的、自然的、没有杂念的，都能让头脑的传导更加顺畅、长远、稳定，也具有养心安神、长寿青春的功效。因为人的心只要真的能静下来，呼吸就会平稳而深长，气血就会流动顺畅，自然而然体内各个系统就会轻松达到该有的功能。

最常静坐的方式

采坐姿，双脚自然盘坐，上半身挺直但不僵硬，眼睛半睁半闭，舌头往上抵在上牙齿之后，双手合掌在胸前，以鼻子缓缓吸气吐气，呼吸越慢越长越佳，所谓气如一丝，但源源不绝。

脑袋里什么都不想。倘若一开始练习时，思绪多如波涛汹涌，就只专心想一个"松"字，从头到脚，把每一寸肌肤都想象放松了，接着皮肉筋骨真的变柔软了，不再僵硬，不会再卡住。

一呼一吸之间，全身会逐渐发热，体内微循环越来越好，手心脚心都会觉得热热的，所谓通体舒畅，所有的毛病都会如释重负，病痛自然就消失了。

每次坐 10~30 分钟，只要心静下来，不是刚吃饱的状态，随时随地可静坐。不需静坐整晚或整夜，或超过半小时，因为坐太久人体的腿部和腰背都会循环不良。

等您静坐练出心得，躺着、斜靠着或站着，任何一个姿势都可以做呼吸吐纳与放松自己。有人曾说百分之九十九的疾病都来自情绪或微循环不佳，静坐能解决这两个问题。

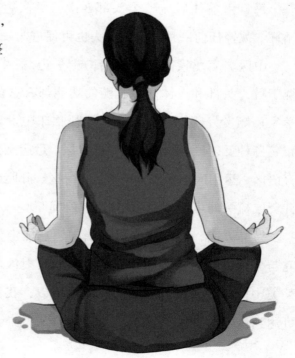

梳头

梳头，如手指梳法、牛角梳法、木梳法等，都可以缓解头痛症状。梳子各种材质均可，每一种材料都有其特色和优点，只要是粗圆宽大一些，不会刮伤头皮就行。

每日由前往后梳整个头部 3 次，每次超过 36 下，即可迅速改善头部循环，减轻任何一种头痛。梳头也可促进头发的再生，减少白头发的出现。

中医名著《素问·脉要精微论》记载："头者，精明之府。"所谓形统于首，头部和人体内各脏腑的功能都有密切的关系。1971 年，我国针灸学家焦顺发发明了头针疗法，他从临床中发现在我们的头皮上密密麻麻分布着各种反射区，如运动区、感觉区、足运感区、舞蹈震颤区、血管舒缩区、言语区、运用区、视区、平衡区、胃区、肝胆区、胸腔区、生殖区、晕听区，针灸或梳头均可调节及治疗身心多种问题。

另一方面，现代医学对大脑皮层功能定位的理论与应用也做了许多研究与分析，认为在大脑皮层相对应的反射区加以针刺或其他刺激，对治疗某类中枢神经系统有一定的疗效。所以，我们常在头皮梳理或按摩，必定可达到良好的效果。

搽凉油

使用清凉的精油（风油精、万金油、白花油、清凉油等）可迅速疏解头痛的程度。这些精油都有令人凉爽及疏导气血的作用。可涂抹些在太阳穴（外眼角再往外一指宽处）、左右额角（头维穴）、后颈根（后颈与肩膀交接处，即大椎穴）、头顶百会穴（左右耳朵对折后，两耳朵尖端相连之中点处）、脚大拇指（头脑反射区），或直接将鼻子凑近闻其气味。

因为头痛时，身体过多的能量与热气都会骤升至头颈部，而清凉油类有去火、降温及消炎作用，烦热散了，头痛就会得以消除。注意，心肺功能弱者不可抹太多凉精油，会导致发冷颤抖且呼吸困难。

滴入白萝卜汁

　　头痛的朋友可用数滴生白萝卜汁滴入鼻孔来疏解疼痛，因为生萝卜有通窍、杀菌、消肿和止痛的作用。

使用蔓荆子枕头

不同材质和不一样填充物的枕头，会影响头部的循环或睡眠。古人说高枕无忧，但现代科学研究发现，支撑颈部的枕头要"恰到好处"才不会导致睡眠问题和颈椎病问题。

玉枕与瓷枕较为冰凉，适合夏日或燥热的人使用。镂空的藤枕，有弹性且透气，但却往往过高。高级纯棉枕支撑力不错，但可能较为闷热。时下流行的茶叶枕、绿豆枕、蔺草枕等，虽然气味芳香，但却并不实用，用久可能有碎屑掉出。

蔓荆子枕是个不错的选择。这种枕头外面可用一般的棉质枕头套，内装中药种子蔓荆子就可以了。蔓荆子大小如珠，放在枕头内既可配合颈部及头形做最适当的支撑，也可以调节高度和硬度，做到软硬适中，不高不低。而且蔓荆子本身就有缓解头部疼痛的作用，所以睡起来非常舒服。

蔓荆子，为马鞭草科植物单叶蔓荆或蔓荆之干燥成熟果实，其性凉，味苦、辛，能疏散风热，清利头目，主治风热感冒，正、偏头痛，牙痛，赤眼，目睛内痛，昏暗多泪，湿痹拘挛。

蔓荆子只要在太阳下晒几个小时，就可装入枕头内。每一季好天气时，再拿出来晒一晒就可以用很多年。使用了半年一年后，倘若觉得药气不够，可以马上再更换新的蔓荆子。